漢字脳活ひらめきパズルの実践で
脳の司令塔を鍛え
脳の健康寿命を
延ばしましょう

監修
東北大学教授
川島隆太（かわしまりゅうた）

衰えた脳をしっかり働く脳へと
ギアチェンジするためには、
脳の最重要部位「前頭前野」を
鍛えることがポイントです。

脳の前頭葉の大部分を占める前頭前野は、
脳の中で最も高度な働きを担っている、
まさに「脳の司令塔」ともいえる部位です。

川島隆太先生 プロフィール

1959年、千葉県生まれ。1985年、東北大学医学部卒業。同大学院医学研究科修了。医学博士。スウェーデン王国カロリンスカ研究所客員研究員、東北大学助手、同専任講師を経て、現在は東北大学教授として高次脳機能の解明研究を行う。脳のどの部分にどのような機能があるのかという「ブレイン・イメージング」研究の日本における第一人者。

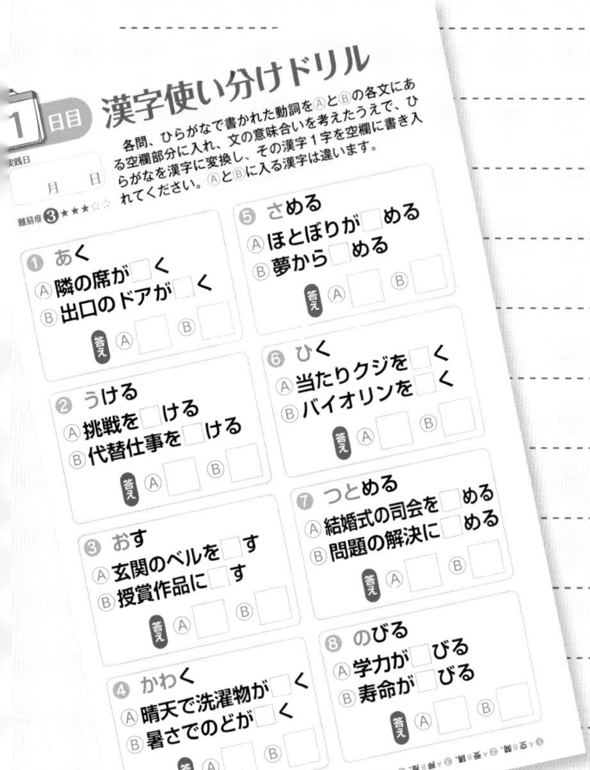
1日目 漢字使い分けドリル

各問、ひらがなで書かれた動詞をⒶとⒷの各文にある空欄部分に入れ、文の意味合いを考えたうえで、ひらがなを漢字に変換し、その漢字1字を空欄に書き入れてください。ⒶとⒷに入る漢字は違います。

実践日 月 日

難易度③★★★☆☆

① あく
Ⓐ隣の席が□く
Ⓑ出口のドアが□く
答え Ⓐ Ⓑ

② うける
Ⓐ挑戦を□ける
Ⓑ代替仕事を□ける
答え Ⓐ Ⓑ

③ おす
Ⓐ玄関のベルを□す
Ⓑ授賞作品に□す
答え Ⓐ Ⓑ

④ かわく
Ⓐ晴天で洗濯物が□く
Ⓑ暑さでのどが□く
答え Ⓐ Ⓑ

⑤ さめる
Ⓐほとぼりが□める
Ⓑ夢から□める
答え Ⓐ Ⓑ

⑥ ひく
Ⓐ当たりクジを□く
Ⓑバイオリンを□く
答え Ⓐ Ⓑ

⑦ つとめる
Ⓐ結婚式の司会を□める
Ⓑ問題の解決に□める
答え Ⓐ Ⓑ

⑧ のびる
Ⓐ学力が□びる
Ⓑ寿命が□びる
答え Ⓐ Ⓑ

24

前頭前野の働きが高まれば、
物忘れやうっかりミスの頻度が減り、
認知症を防ぐことにも役立ちます。

本書は、試験で前頭前野の血流が
増えると確認された脳トレ問題の
中から漢字パズルを厳選。
毎日、飽きずに取り組める脳活ドリルです。
記憶力や認知力、注意力などが鍛えられ、
脳の健康寿命を延ばすことに
大いに役立つはずです。

毎日脳活スペシャル

漢字脳活
ひらめきパズル⑩

女優
宮崎美子（みやざきよしこ）さん

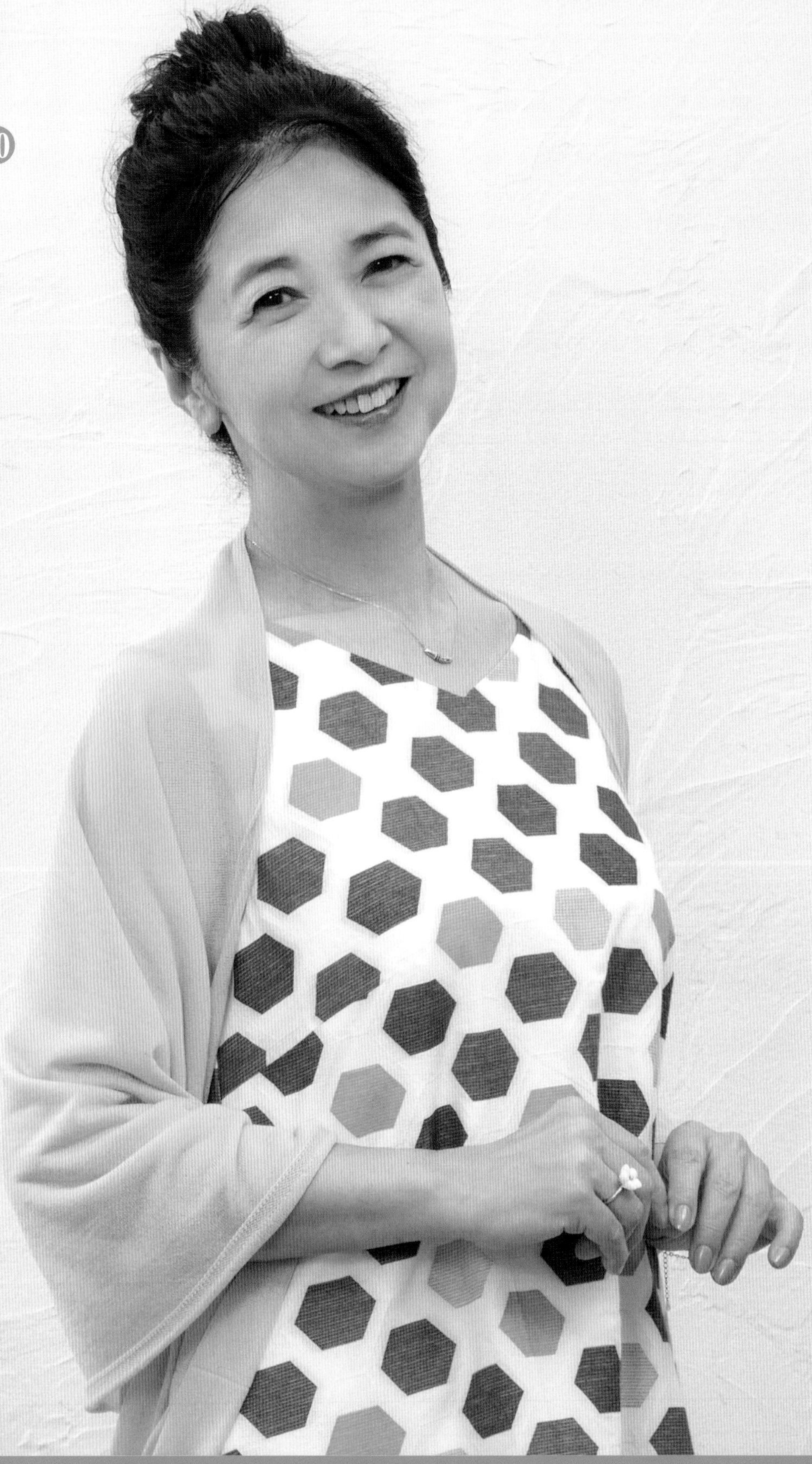

今年の目標は資格・検定の取得！
世界が広がり、得られる達成感も最高！

30年ぶりに屋久島の縄文杉を訪れました

みなさんは、今年の予定はもう立てていらっしゃいますか？コロナ禍も落ち着きつつあるので、旅行に行かれるという方も増えているんじゃないかなと思います。

私は、今年は世界自然遺産を次々と訪れる仕事があるので、とても楽しみな１年になりそうです。

今年初の世界自然遺産訪問は屋久島！樹齢7200年といわれる縄文杉を訪れる、２泊３日の旅でした。

屋久島には、おびただしい数の杉の木が自生していますが、屋久杉と呼ばれるのは樹齢1000年を超えるものだけ。

その屋久杉の中でも、縄文杉は最大級のもので、樹高は30メートル、幹のまわりは16.4メートルにもなります。訪れるのは実に約30年ぶりのことでした。

縄文杉までの道のりは、登山口から徒歩で５～６時間かかります。前日に飛行機で屋久島入りして宿で１泊し、翌日の夜明け前から登りはじめて昼過ぎに縄文杉に到着し、日が暮れる前に戻ってきます。疲れた体を引きずって宿に戻り、ぐっすり眠った翌日に帰路につくというスケジュールでした。

丸１日歩きっぱなしなので、結構ハードです。でも、自分の足で歩けるのって幸せですよね。

屋久島は年間降水量がとても多く、作家の林芙美子さんが『浮雲』の中で「月のうち、35日は雨」と書いているほど、雨天の日が続くのです。私が訪れた日も、出発時は雨が降っていましたが、縄文杉に到着するお昼ごろには晴れ間が広がっていました。実は私、まわりの人から「晴れ女」って呼ばれているんです（笑）。

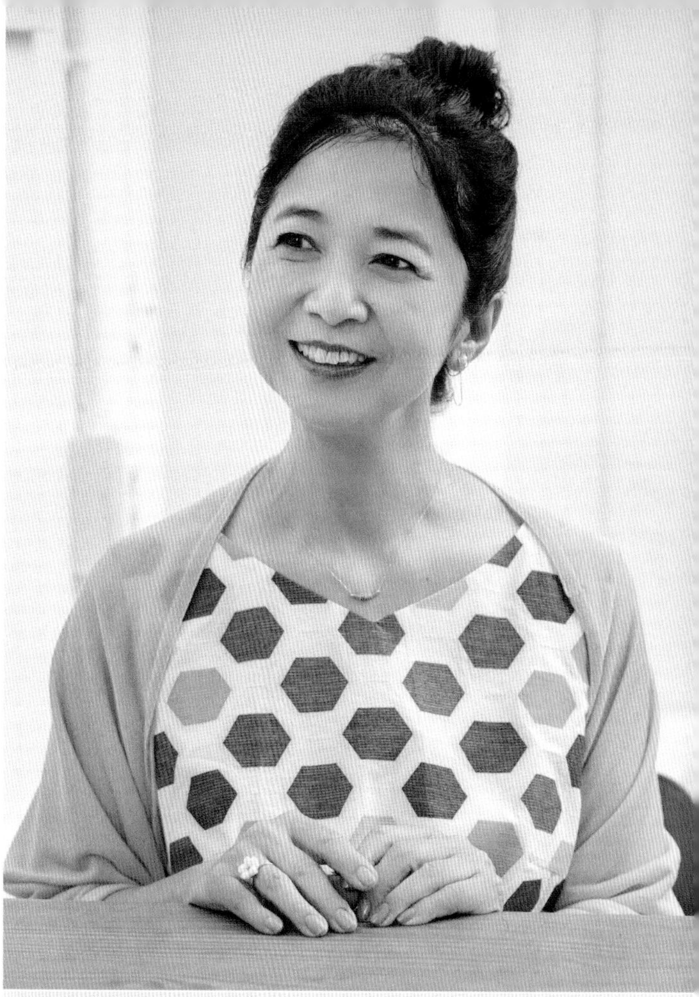

宮崎美子さん　Profile

1958年、熊本県生まれ。
1980年に篠山紀信氏の撮影で『週刊朝日』の表紙に掲載。同年10月にはTBSテレビ小説『元気です！』主演で本格的デビュー。
2009年には漢字検定１級を受けて見事に合格。現在では映画やドラマ、バラエティ番組と幅広く活躍している。2020年にデビュー40周年を迎えた。

登山道では、野生のシカやヘビに遭遇しました。ヘビといっても、カラフルでちっちゃくてかわいいやつ。こうした動物との出合いも楽しみの１つですよね。初めて縄文杉を見に行ったときには、屋久島固有の動物「ヤクシマザル」の群れに遭遇したんですよ。

次は奄美大島に行く予定があるので、黒ウサギ（アマミノクロウサギ）に合えないかなぁ～って、今からワクワクしています。

旅行って、行く先々で、今まで見たことのない地名や物の名前を知ることができますよね。私も、旅行のたびに新たな漢字を知ることを楽しみにしているんです。そんな出合いが今年もたくさんあるといいなぁ～。

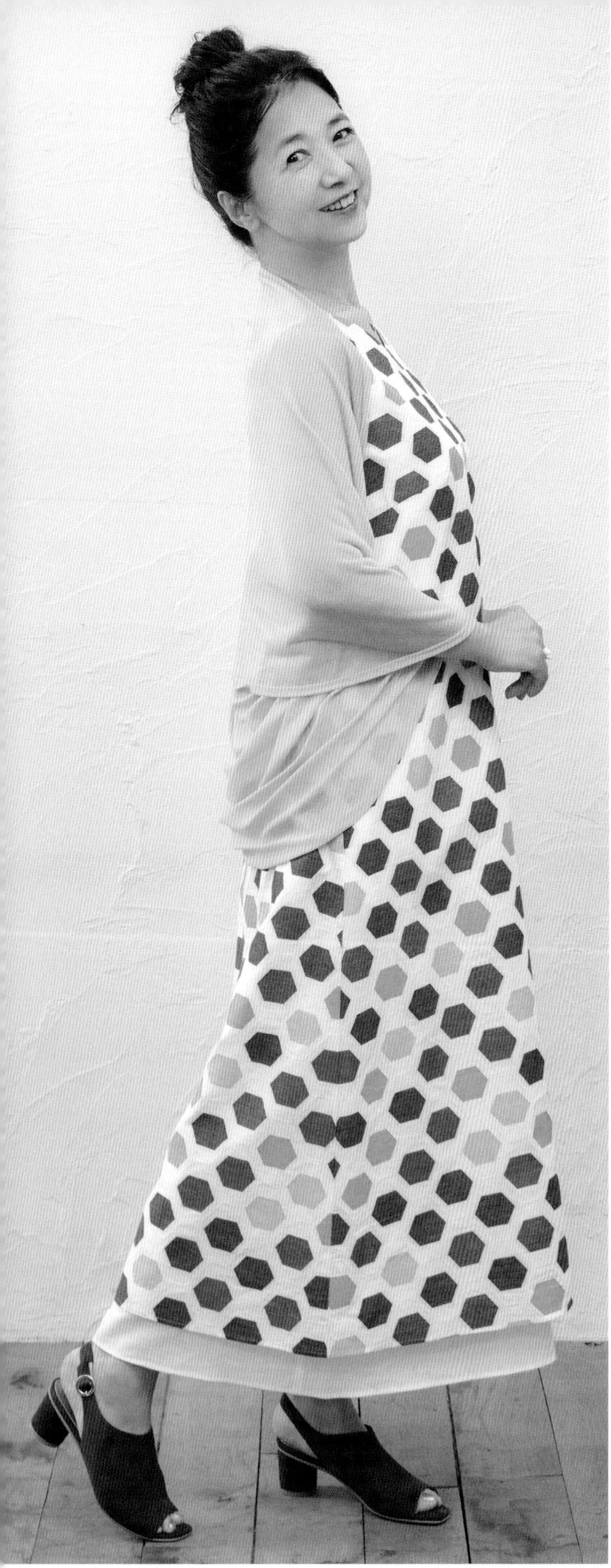

撮影◎石原麻里絵（fort）ヘアメイク◎岩出奈緒
スタイリスト◎坂能翠（エムドルフィン）
衣装協力◎ワンピース、スヌードストール／
ともにTABASA/株式会社パパス☎03-6427-9306
パールイヤカフ、ブレスレット／ともにKinoshita pearl
☎078-230-2870　ネックレス／ NINA RICCI/エスジェイ ジュエリー☎03-3847-9903
バイカオウレン珊瑚リング／アジュテ ア ケイ/
design by Yoshiko Miyazaki
☎088-831-0005 www.kyoya-coral.com
サンダル／銀座かねまつ/銀座かねまつ6丁目本店
☎03-3573-0077

唐揚検定にチャレンジし無事に合格しました！

さて、冒頭の屋久島の話とも関連するのですが、私は「世界遺産検定」の１級を持っています。コロナ禍で仕事が止まってしまったさい、空いた時間を利用して勉強し、取得した資格です。

そんなこともあり、最近、「宮崎さんは、いろいろな資格をお持ちですね」といわれることもあります。今年は「資格取得にチャレンジしよう！」という目標を立てていることもありますので、今日は資格や検定のお話をさせていただきたいと思います。

まず、今年、第１号の資格を取得しました！それは「唐揚検定」です。

唐揚（唐揚げ）は、鶏肉に小麦粉をまぶして揚げ油でカラッと揚げた食べ物…って、さすがにみなさん知っていますよね。子供から大人まで大人気のメニューで、もちろん私も大好物！そんな唐揚げの知識を問う検定が「唐揚検定」で、この検定に合格すれば「カラアゲニスト」として、「唐揚に関する知識を社会的に評価する証として活用していただくことができ」るのだそうです（日本唐揚協会HPより）。

大人気メニューの唐揚げをもっと盛り上げようと、大真面目に取り組んでいる。そういうのっておもしろいですよね。

検定は、ウェブ上で行います。その場で合否判定が出るんですけど、問題が結構難しいんですよ。知らなかった知識に関する出題や、引っかけ問題などもあって、勉強になりました。なんとか合格できたので、これからは唐揚げの魅力を広めていきたいと思います。

バイク女子にあこがれて中型二輪免許を取得しました

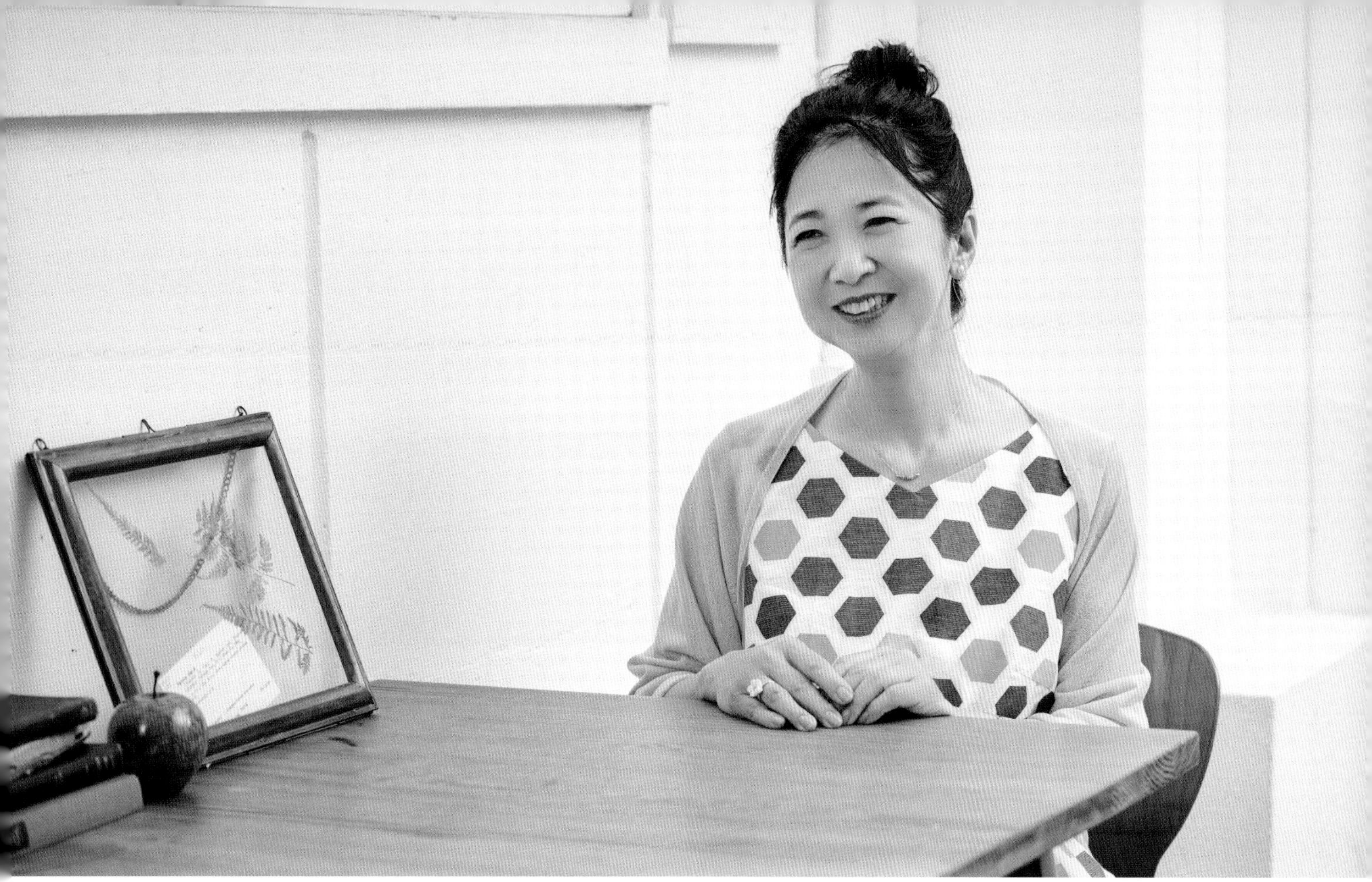

数多い資格の中でも身近なものの１つが「運転免許」ではないでしょうか。

私が取得した運転免許は「普通自動車１種免許」と「普通自動二輪免許」。普通自動二輪免許は、いわゆる「中型二輪免許」。400ccまでのオートバイに乗れる免許ですね。

普通自動車の免許は、25歳のときに、東京で自動車教習所に通って取得しました。その教習中に、知り合いの女性の方が二輪免許の教習を受けている姿を目にしたんですね。それがものすごくかっこよくて。「私もバイク女子になれたら素敵だな」と思って、チャレンジすることに決めました。

ただ、中型免許の場合、「バイクの引き起こし」が難しいんですよね。倒れたバイクを自力で起こせることが必要で、中型バイクって200㌔近くありますから。そこで、いきなり中型免許を取ることはあきらめ、まずは小型二輪免許（125cc以下）からチャレンジし、その後、中型二輪免許を無事に取得しました。引き起こしは、どうしても筋力が必要というわけではなく、コツがあるんですよ。

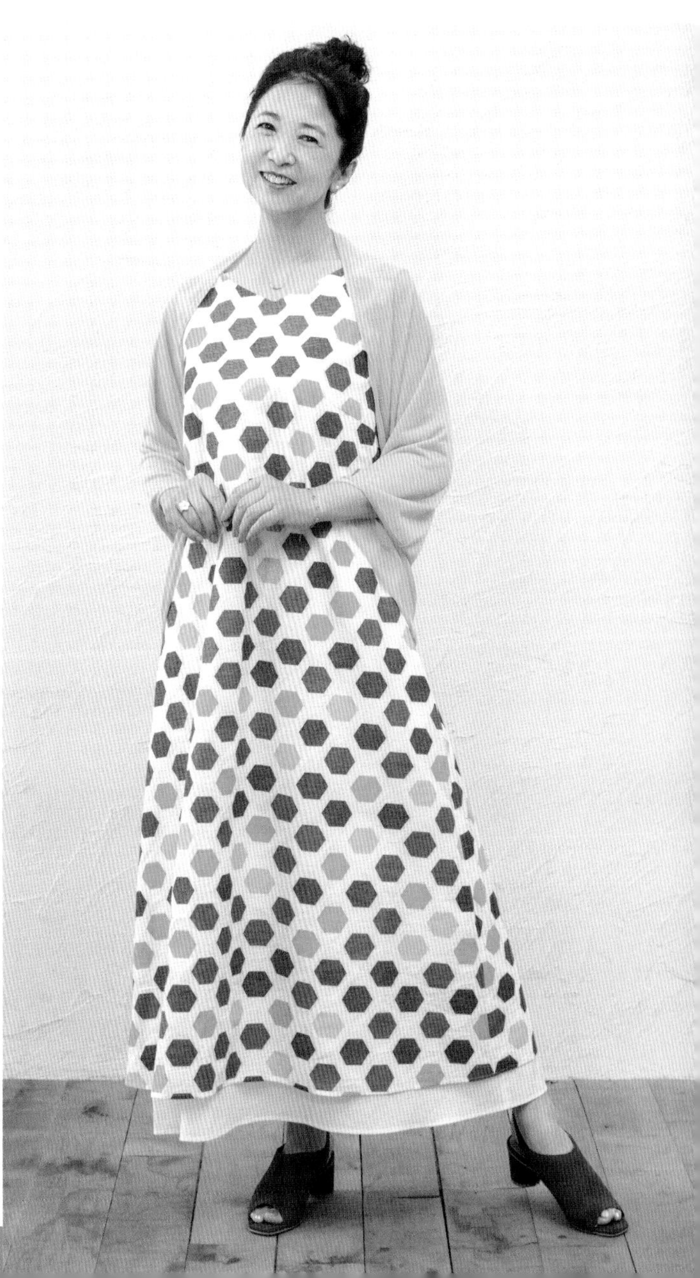

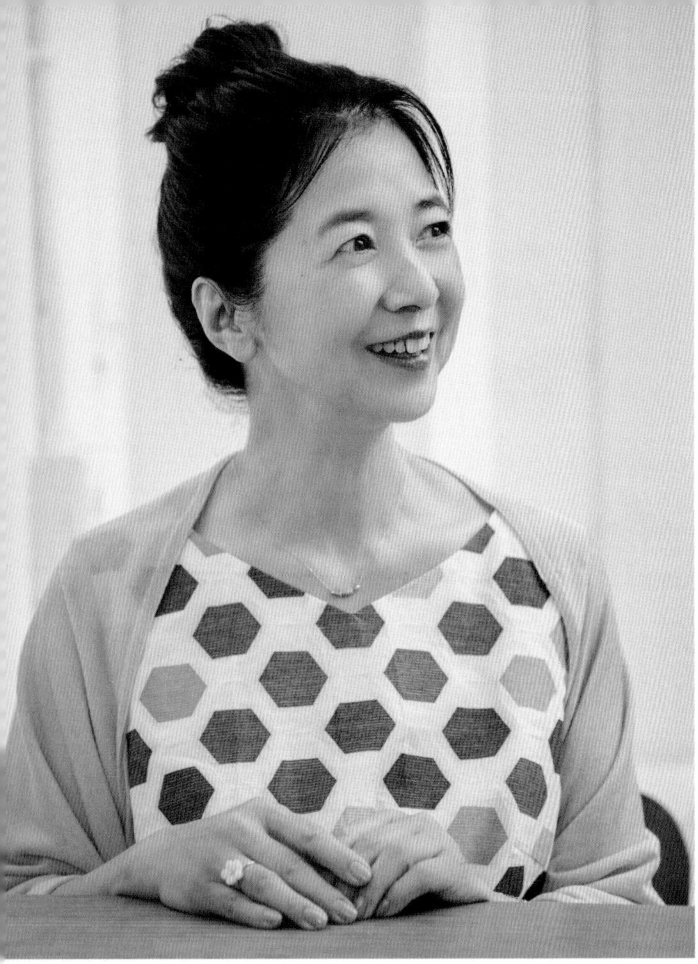

バイク免許の課題コースで難関といわれるのが「一本橋」。幅30㌢、長さ15㍍の板上の直線コースを７秒以上のタイムで走行するんですけど、これ私得意なんです。私はバイクより先に乗馬を覚えたので、その経験が役立っているのだと思います。鉄の馬ですものね、バイクって。

私がデビューしたドラマの撮影で「馬に乗れ！」「琴を弾け！」っていわれて。当時は大変でしたけど、今となっては財産になっていると感じます。

世界の海を航海する キャプテンに魅せられて

仕事上で必要だったので取得した資格が「潜水士免許」です。ロケで海に潜る仕事が多いため、この資格を持っていないと事故が起きたときに撮影する側が責任を問われちゃうんだそうです。

結構ちゃんと勉強しましたよ。潜水病の知識も問われるので、少し怖くなりましたけど。

海洋関連では、「１級船舶免許」も取りました。ダイビングをするようになって、船を見るたび「いいなー」って思っていたんです。そこで、まずは４級の免許を取りました。小型のプレジャーボートなら４級の免許で操縦できるんですよ。

でも、１級船舶免許を持っていると、機関士さんを乗せていれば、資格上は船長・キャプテンとして、世界じゅうどこへでも行けちゃうんです。なんか想像するだけでワクワクするじゃないですか。まあ絶対にそんなことはできないんですけど（笑）。

試験対策として、何時間か講習に通いました。講習は義務ではないんですけど、いちから学ぶために受けました。それも新鮮な体験でしたね。教室で座ってノートを取ったり先生のお話を聞いたりするのって、大人になると機会がなかなかないでしょう。とても楽しかったです。

そういえば、「世界遺産検定」の試験会場は都内の大学キャンパスで、それもまた得難い経験でした。そんなこともないと出身でもない大学構内に入ることはないでしょうし。

会場で見かける受検生も、いろいろな方がいて、刺激をもらえますね。カップルで受検される方とか、おばあちゃんとお孫さんが

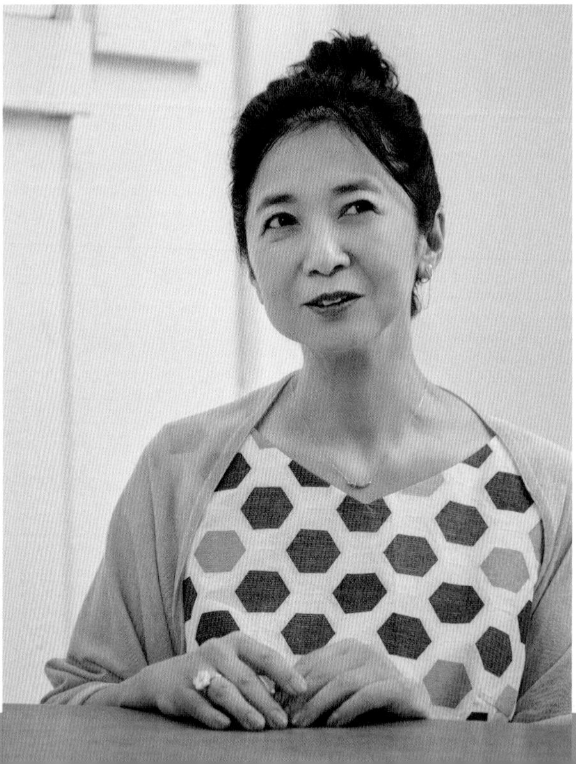

いっしょに受検されている姿も見かけました。受検したときはコロナ禍で海外に行けなかった時期だから、その方々も今ごろは海外旅行に出かけているのかもしれないですね。

あとは、忘れちゃいけない漢字検定１級。出演したTV番組の企画で取得した資格ですが、勉強がとても大変だった反面、漢字の奥深さに触れることができ、自分の世界も広がったので、取ってよかったと思っています。

身近で役立つ資格にチャレンジしたいと思います

資格検定試験は、勉強の時間が必要なのと、試験日を自分の都合で動かせないので、働く大人が受けるには、どうしても周囲の協力が必要になります。私もまわりの方々に大変お世話になりました。感謝です。

今後は、身近で役立つ資格にチャレンジしていきたいと思っています。「色彩検定」とか、「健康検定」みたいなもの。いろいろあるんですよ。あと、暮らしにすぐに役立ちそうな「発酵検定」も受けてみたい。

どんな資格でも、合格するためには勉強が必要なので、そのこと自体が自分自身への刺激になりますよね。また、資格を取ることで、知らない世界が見えてきます。それに、合格したときの達成感！これがいいんですよね。

今は、資格もたくさんあって、受検料もそんなに高くないものが多いし、自宅でパソコンやスマホから受検できるものもあるので、受けている読者の方もたくさんいるのではないでしょうか。私もいろいろチャレンジしてみようと思っています。

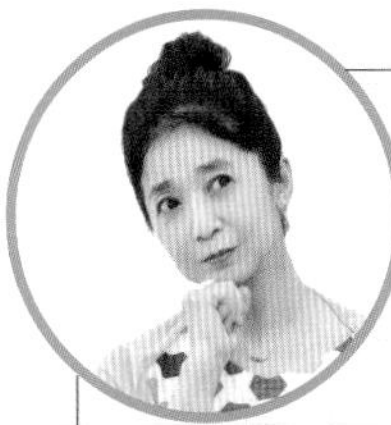

今月のおまけトリビア

私のふるさと熊本の難読地名クイズ

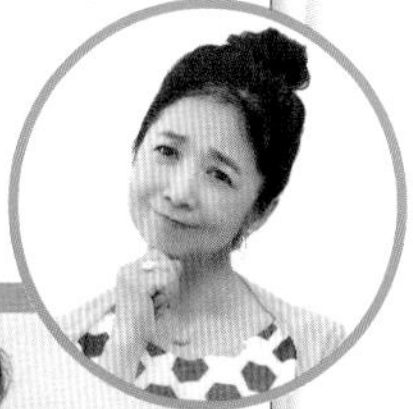

今回のお題は「平平」です。

2019年に放送されたNHKの大河ドラマ「いだてん」はオリンピックの歴史を描いた物語ですが、その主人公の1人となる日本人初のオリンピック選手「金栗四三(かなくり しそう)さん」の出身地・熊本県玉名郡和水町にある地名です。ちなみに和水町は「なごみまち」と読みます。素敵な名前ですね～。

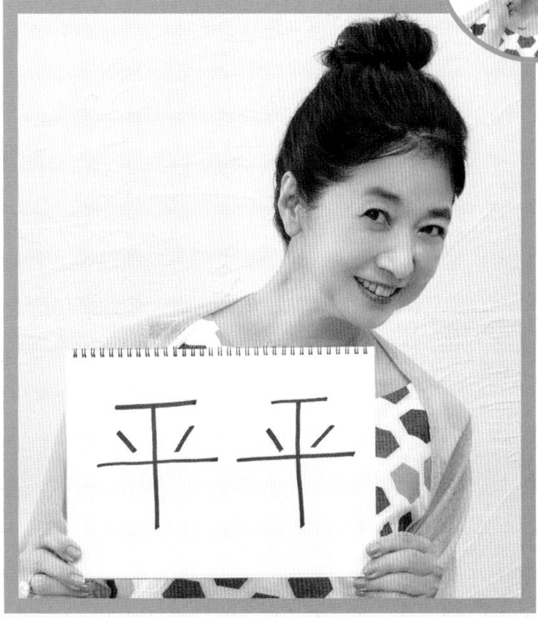

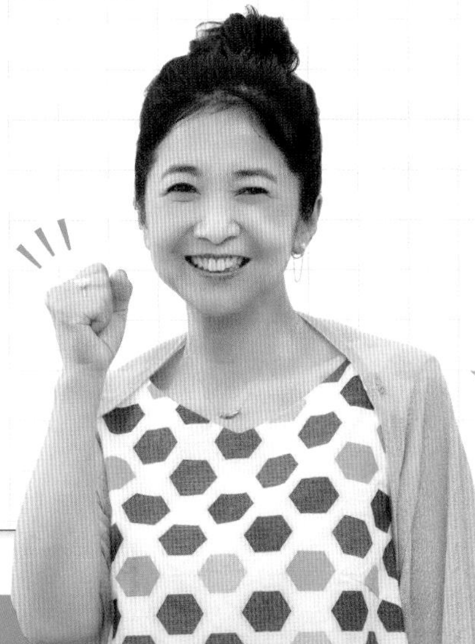

正解の発表です。「平平」と書いて「ひらだいら」と読みます。私は「いだてん」に金栗四三さんの母親役で出演し、ロケで和水町にも訪れました！

宮崎美子さんが出題！
漢字教養トリビアクイズ⑩

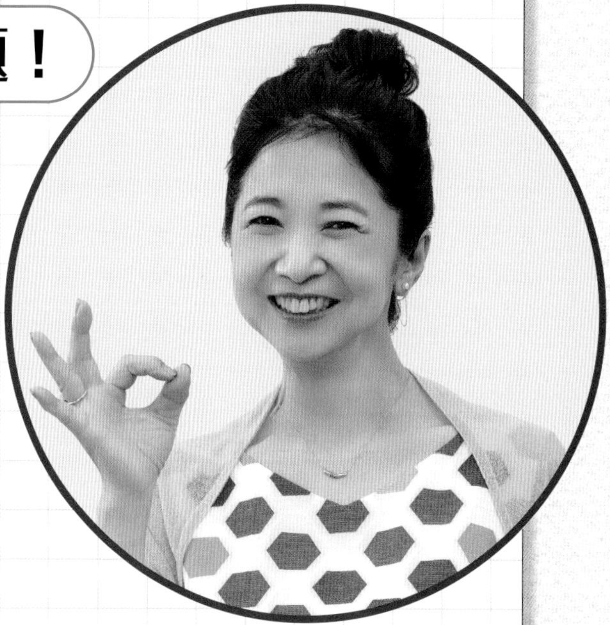

「漢字教養トリビアクイズ」も10回目を迎えました。

今回の問題❶では「国字」を取り上げています。漢字検定の準１級と１級では国字に関する問題が出題されるので、受検される方は確実に押さえておきましょう。

国字の由来、成立背景を見ると、「文字の一つひとつに生い立ちの理由があり、背負ってきた歴史がある」ということを、まざまざと思い知らされます。本当に、漢字って奥が深いですよね。

それでは、今回も頑張っていきましょう！

宮崎美子さんが出題！漢字教養トリビアクイズ⑩ 目次

1 国字クイズ

国字とは、「中国で作られた漢字にならって、日本で新たに作られた漢字」のことをいいます。日本の文化・生活・風土を表しているものが多く見られます。各問の説明文に当てはまる国字をヒントから選んで、□に書き入れてください。

①神道で神に捧げる木 ⇒ □

②身の振る舞いを美しくさせる ⇒ □

③風が止まった状態 ⇒ □

④山の上り・下りの境界 ⇒ □

⑤山から吹き下りる風 ⇒ □

⑥堅い木 ⇒ □

⑦人が動く ⇒ □

⑧身が雪のように白い魚 ⇒ □

問題⑤の漢字は、プロ野球の阪神タイガース応援歌にも使われています。阪神ファンの私にはなじみ深い漢字です。

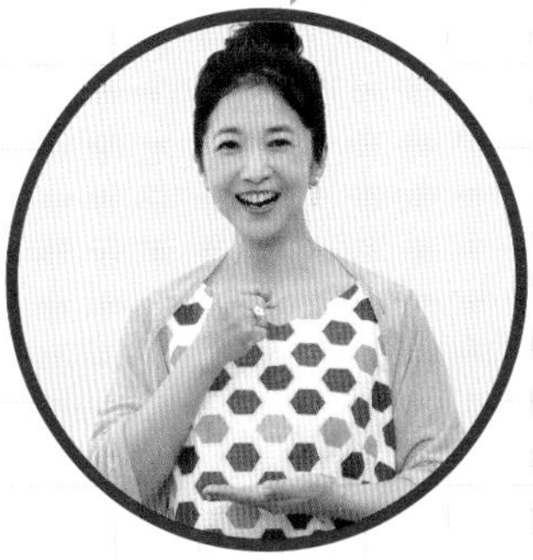

ヒント

颪	樫	榊	躾
鱈	働	峠	凪

2 虫じゃないのに虫を含む漢字クイズ

「虫」という漢字が含まれている文字は「蝶」「蚕」など、虫を表す漢字が多いのですが、中には「風」「強」など、虫とは関係のない漢字もあります。こうした「虫じゃないのに虫を含む漢字」を答えてください。5つ以上書ければすごいです！

3 家族・親族の漢字クイズ

各問、家族や親族の呼び方をひらがなで書いてあります。□の中に正しく漢字で書き入れてください。

① がくふ（妻の父）⇒ □父

② たらちね（母）⇒ □乳根

③ あによめ（兄の妻）⇒ □

④ おじ（父・母の弟）⇒ □父

⑤ おじ（父・母の兄）⇒ □父

⑥ やしゃご（孫の孫）⇒ □孫

⑦ いとこ（父母の兄弟や姉妹の息子）⇒ □兄弟

⑧ じゅうてっそん（いとこの孫）⇒ □姪孫

4 日本六古窯クイズ

「日本六古窯（ろっこよう）」とは、古来の陶磁器窯のうち、中世から現在まで生産が続く代表的な６つの窯の総称で、平成29年に「日本遺産」に認定されています。各問の説明から、当てはまる地名を□に書き入れてください。

① 平安時代に、北陸最大の須恵器（すえき）の生産地として形成された窯。

⇒ □□焼

② 陶磁器の代名詞「せともの」の由来にもなっている窯。

⇒ □□焼

③ 愛知県にある窯。代表的な焼き物に「朱泥急須」がある。

⇒ □□焼

④ 滋賀県にある窯。タヌキの置物で有名。

⇒ □□焼

⑤ 窯変（ようへん）（窯の内部で作品に生じた色の変化）が生み出す千変万化の個性が特徴の岡山県の窯。

⇒ □□焼

⑥ 兵庫県丹波篠山市今田町周辺の窯。

⇒ □□焼

ヒント

信楽
瀬戸
丹波
常滑
備前
越前

5 共通部首当てクイズ

各問に書かれている漢字には、それぞれ共通してある部首をつけることができます。その部首は何か、例にならって当てはまる部首を答えてください。

【例】云　由　九　干　欠 ⇒ 車(転、軸、軌、軒、軟)

① 方成屈也亘甚 ⇒ □

② 寺音青央未免 ⇒ □

③ 成分次不明般 ⇒ □

④ 子市台又口少 ⇒ □

⑤ 欠戸皇暴然少 ⇒ □

⑥ 里求見朱可冊 ⇒ □

⑦ 分占庄立白唐 ⇒ □

⑧ 少包皮更宛幾 ⇒ □

6 鳥の漢字クイズ

鳥の名前を表す漢字を集めました。各問、ヒントの中から正しい漢字を選んで書き込んでください。

① カモメ ⇒ □

② サギ ⇒ □

③ ワシ ⇒ □

④ ヒヨドリ ⇒ □

⑤ トビ ⇒ □

⑥ ツバメ ⇒ □

⑦ コウノトリ ⇒ □

⑧ トキ ⇒ □

問題⑧の「トキ」は「朱鷺」とも書きますね。1999年に誕生したトキ「優優（ユウユウ）」については、私も「トキ２世名前選考懇談会」の構成メンバーの１人として、名づけに関わらせていただきました！

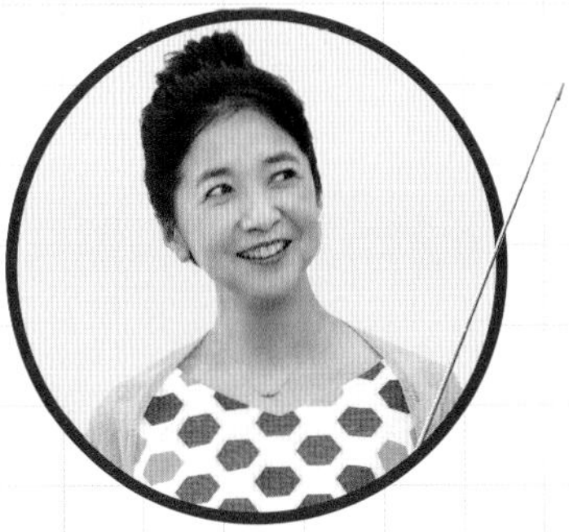

ヒント
鵯　鳶　鷺　鴇
鸛　鷗　鷲　燕

7 食べ物の漢字クイズ

食べ物にまつわる漢字を集めました。各問、ヒントの中から当てはまる読み方を選び、解答欄に書き入れてください。

①塩汁鍋 ⇒
②巻繊汁 ⇒
③海鼠腸 ⇒
④鯣 ⇒
⑤雪花菜 ⇒
⑥饂飩 ⇒
⑦摘入 ⇒
⑧棊子麺 ⇒
⑨天麩羅 ⇒
⑩雲呑 ⇒
⑪大蒜 ⇒
⑫雁擬 ⇒
⑬蒲鉾 ⇒
⑭水団 ⇒

熊本でうどん屋さんに入ったさい、お店の人が「うどんってこんな字を書くんだよ」って教えてくれたことがありました。さて正解は？

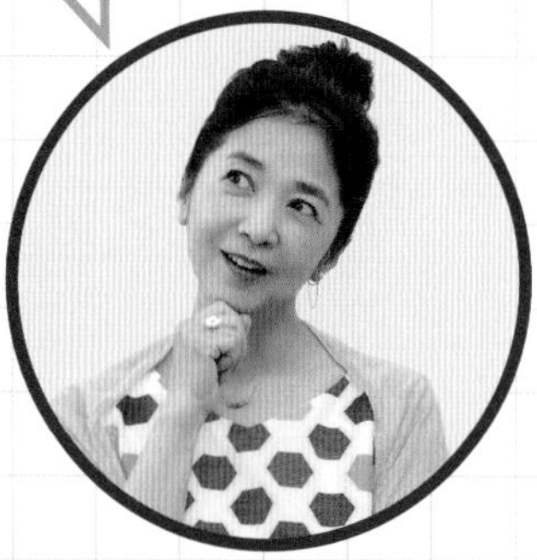

ヒント

がんもどき　うどん
すいとん　にんにく
おから　かまぼこ
きしめん　わんたん
けんちんじる
このわた
しょっつるなべ
するめ　つみれ
てんぷら

8 音楽用語クイズ

音楽用語には、それぞれ漢字表記のあることがあります。各問の音楽用語に対応する漢字表記をヒントから選び、□に書き込んでください。

①ワルツ ⇒ □□□

②ラプソディー ⇒ □□□

③コンチェルト ⇒ □□□

④レクイエム ⇒ □□□

⑤プレリュード ⇒ □□□

⑥カルテット ⇒ □□□

⑦ファンタジア ⇒ □□□

⑧シンフォニー ⇒ □□□

⑨ノクターン ⇒ □□□

⑩フーガ ⇒ □□□

⑪ソナタ ⇒ □□□

⑫カノン ⇒ □□□

⑬ソナチネ ⇒ □□□

⑭クインテット ⇒ □□□

ヒント

五重奏　鎮魂歌

奏鳴曲　小奏曲

前奏曲　四重奏

交響曲　追複曲

遁走曲　幻想曲

協奏曲　夜想曲

狂詩曲　円舞曲

大ヒットしたコミック「のだめカンタービレ」にはマニアックな音楽用語がたくさん出てきます。映画化もされて、私も出演したんですよ。

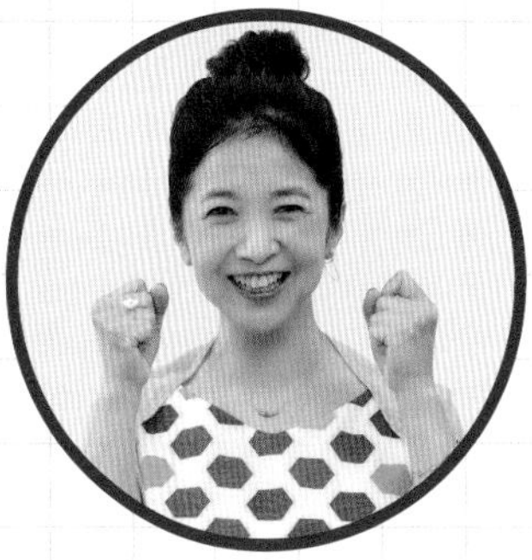

9 イチイチ四字熟語クイズ

①〜⑧は、一を２回使った四字熟語です。ヒントから□に入る漢字を選んで四字熟語を８個完成させてください。解答の順番は問いません。

① 一□一□　⑤ 一□一□
② 一□一□　⑥ 一□一□
③ 一□一□　⑦ 一□一□
④ 一□一□　⑧ 一□一□

ヒント

草　得　木　張
弛　失　短　答
長　国　城　喜
憂　問　善　日

10 動物の漢字読み方クイズ

動物の名前を表す漢字を集めました。各問、それぞれの読み方をヒントの中から選んで答えてください。

① 鰐 ⇒ □
② 鼈 ⇒ □
③ 狒々 ⇒ □
④ 川獺 ⇒ □
⑤ 羚羊 ⇒ □
⑥ 樹懶 ⇒ □
⑦ 海獺 ⇒ □
⑧ 馴鹿 ⇒ □
⑨ 栗鼠 ⇒ □
⑩ 河馬 ⇒ □

ヒント

カバ　カモシカ
カワウソ　スッポン
トナカイ　ナマケモノ
ヒヒ　ラッコ
リス　ワニ

フォスターの作曲で有名な米国スワニー河の湿地帯で、野生のワニ（アリゲーター）に合いました。ちなみに、アリゲーターとクロコダイルって、ちゃんと見分け方があるんですよ〜。

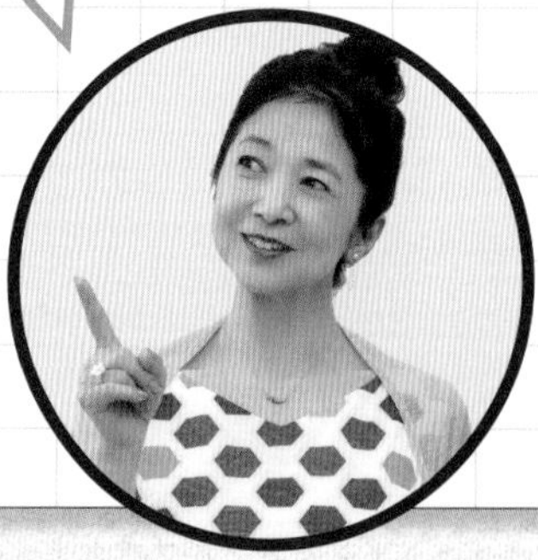

11 読めるけど書けない漢字クイズ

「なんとなく読めるけど、いざ書くのは難しい」という言葉を集めました。ヒントから漢字を選んで、各問のひらがなを漢字で書いてください。間違えないよう正確に書き取りましょう。

①いんぎん ⇒ □□
②おっくう ⇒ □□
③けげん ⇒ □□
④しゃか ⇒ □□
⑤すいこう ⇒ □□
⑥すいぜん ⇒ □□
⑦ねはん ⇒ □□
⑧ひょうきん ⇒ □□

ヒント

槃　迦　剽
垂　怪　涎
慇　劫　億
敲　訝　涅
推　釈
軽　懃

12 ことわざ漢字クイズ

ヒントの中から□に当てはまる漢字を入れて、①～⑧のことわざを完成させてください。

① □蜂取らず
② 帯に短し□に長し
③ □の面に水
④ 大山鳴動して□一匹
⑤ ない□は振れぬ
⑥ □すれば通ず
⑦ 先ず□より始めよ
⑧ 爪の□を煎じて飲む

ヒント　袖　垢　蛙　襷　虻　隗　鼠　窮

漢字教養トリビアクイズ⑩　解答

1 国字クイズ

①榊（さかき）、②躾（しつけ）、③凪（なぎ）、④峠（とうげ）、⑤颪（おろし）、⑥樫（かし）、⑦働（どう・はたらく）、⑧鱈（たら）

2 虫じゃないのに虫を含む漢字クイズ

風、強、独、濁、触、騒　など

3 家族・親族の漢字クイズ

①岳父、②垂乳根、③嫂、④叔父、⑤伯父、⑥玄孫、⑦従兄弟、⑧従姪孫

4 日本六古窯クイズ

①越前、②瀬戸、③常滑、④信楽、⑤備前、⑥丹波

5 共通部首当てクイズ

①土（坊、城、堀、地、垣　堪）、②日（時、暗、晴、映、昧、晩）、③皿（盛、盆、盗、盃、盟、盤）、④女（好、姉、始、奴、如、妙）、⑤火（炊、炉、煌、爆、燃、炒）、⑥王（理、球、現、珠、珂、珊）、⑦米（粉、粘、粧、粒、粕、糖）、⑧石（砂、砲、破、硬、碗、磯）

6 鳥の漢字クイズ

①鷗、②鷺、③鷲、④鴨、⑤鳶、⑥燕、⑦鶴、⑧鴇

7 食べ物の漢字クイズ

①しょっつるなべ、②けんちんじる、③このわた、④するめ、⑤おから、⑥うどん、⑦つみれ、⑧きしめん、⑨てんぷら、⑩わんたん、⑪にんにく、⑫がんもどき、⑬かまぼこ、⑭すいとん

8 音楽用語クイズ

①円舞曲、②狂詩曲、③協奏曲、④鎮魂歌、⑤前奏曲、⑥四重奏、⑦幻想曲、⑧交響曲、⑨夜想曲、⑩遁走曲、⑪奏鳴曲、⑫追複曲、⑬小奏曲、⑭五重奏

9 イチイチ四字熟語クイズ

①一日一善、②一木一草、③一問一答、④一喜一憂、⑤一国一城、⑥一失一得、⑦一張一弛、⑧一長一短

10 動物の漢字読み方クイズ

①ワニ、②スッポン、③ヒヒ、④カワウソ、⑤カモシカ、⑥ナマケモノ、⑦ラッコ、⑧トナカイ、⑨リス、⑩カバ

11 読めるけど書けない漢字クイズ

①慇懃、②億劫、③怪訝、④釈迦、⑤推敲、⑥垂涎、⑦涅槃、⑧剽軽

12 ことわざ漢字クイズ

①**虻(あぶ)蜂取らず**　意味：2つの物を同時に取ろうとして両方とも得られないこと

②**帯に短し襷(たすき)に長し**　意味：中途半端で役に立たないこと

③**蛙(かえる)の面に水**　意味：どんなことをされても平気でいるさま

④**大山鳴動して鼠(ねずみ)一匹**　意味：事前の騒ぎばかりが大きくて、実際の結果が小さいこと

⑤**ない袖(そで)は振れぬ**　意味：実際に持っていないものは出せない

⑥**窮(きゅう)すれば通ず**　意味：窮地に陥ったときこそ、思いがけない道が通じるものである

⑦**先ず隗(かい)より始めよ**　意味：大事業などの遠大な計画は手近なところから行うといい

⑧**爪の垢(あか)を煎じて飲む**　意味：優れた人にあやかろうとすること

今回もお疲れ様でした。
最近、「トリビアクイズが難しいんだけど！」という声が私の耳に聞こえてきます(笑)。そこで、今回はできるだけヒントつきの問題を増やしました。
もし、解けない問題があったら、どんどん辞書やネット、スマホで調べちゃってください。試験問題ではないので、カンニングにはなりません(笑)。楽しく勉強して解いて、おつきあいくださいね。

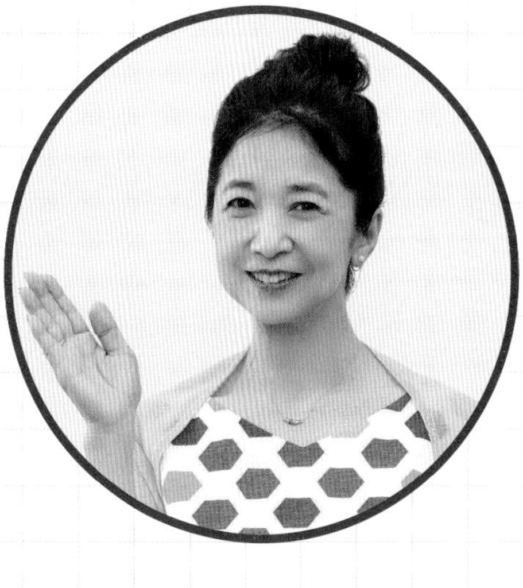

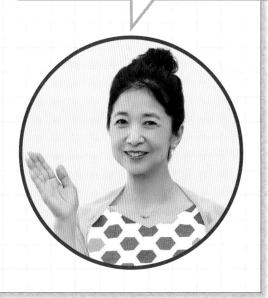

漢字パズルを集中してくり返し行えば

脳の最重要部位「前頭前野」が活性化して物忘れやうっかりミスの改善に役立ちます

東北大学教授　川島隆太（かわしまりゅうた）

言語理解機能の衰えが物忘れやミスを招く

パソコンやスマートフォン（スマホ）といった高度な機能を持つ機器が普及した今の社会では、鉛筆やペンで文字を手書きする機会が昔と比べて激減しています。その結果、文章を手書きするさい、漢字が思い出せないという経験をした人も多いと思います。

その点、パソコンやスマホであれば、キーを押すだけでひらがなを漢字に変換できるため、実に手軽に文章ができてしまいます。

これは便利なことではありますが、反面、脳を使う機会がその分だけ減っているということにほかなりません。つまり、私たちの脳の言語理解機能を退化させる原因の一つとなってしまうのです。

言語理解機能とは、平たくいえばひらがなやカタカナ、漢字が入り交じった言葉や文章を認識し、その意味を理解するために働く力のことです。私たちが話したり、読書をしたりしたとき、内容を速やかに理解できるのは言語理解機能の働きによるものです。

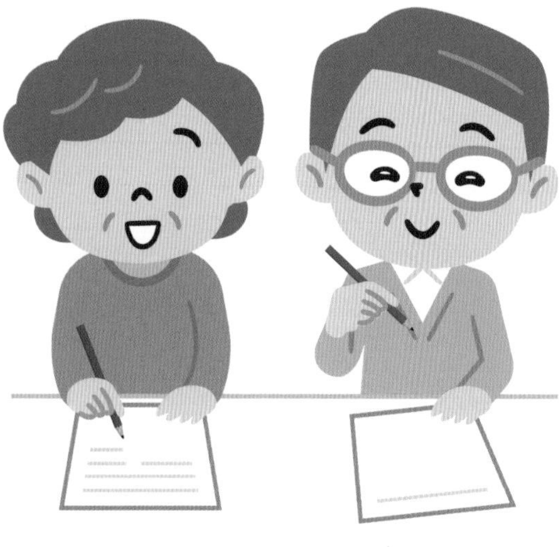

漢字を書くと前頭前野が活性化する

言語理解機能が十分に働いていないと、物事の要領が得にくく、時間がかかってしまいます。しかも、重要な情報を記憶として脳に長くとどめておくことも困難になってきて、物忘れ・うっかりミスが多発しやすくなり、脳の認知機能が低下してくるのです。

書く・読むは脳の広範囲を使う

文字を書かないことが、いったいどうして言語理解機能を退化させるのでしょうか。

そもそも、文字や記号を持っていなかった原始の人類から、誰もが生まれたときに言語理解機能を働かせる行動をとっています。それが、「聞く」「話す」です。聞く・話すは生きていくうえで言語理解機能を働かせる最低限必要な行動といえるでしょう。

この聞く・話すという行動をさらに発展させて、言語理解機能を大いに働かせることができる行動が、「書く」「読む」です。

書く・読むといった行動を行うと、脳の広範囲が使われます。そして、言語理解機能も活発に働くことになります。つまり、現代社会がこれほどまでに情報にあふれて便利になっているのは、書く・読むという行動をしてきたからだといえるでしょう。

そんな中、パソコンやスマホの急速な普及で、言語理解機能を活発に働かせてきた「書

漢字の読み書きで脳が広範囲に活性化する

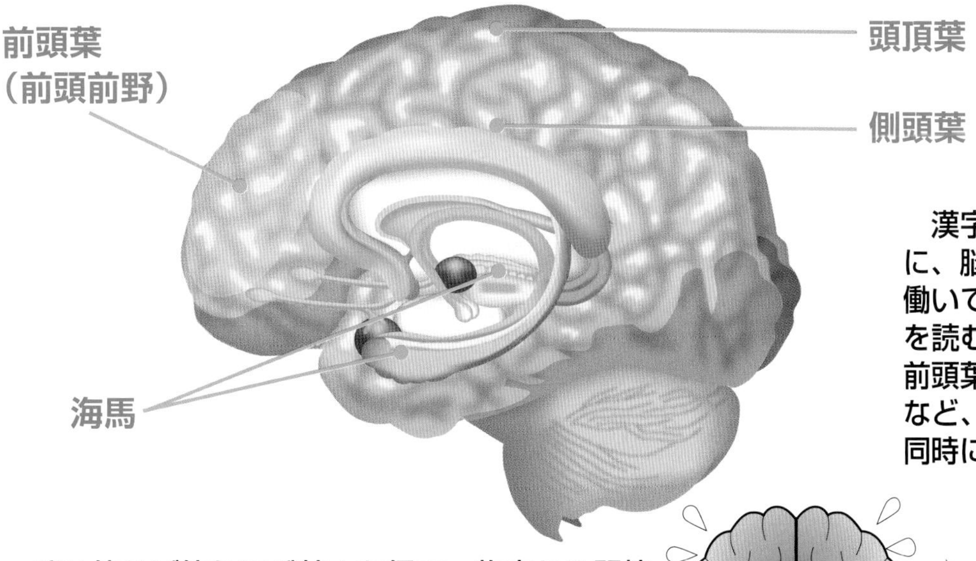

漢字を書いているときに、脳は広範囲に活発に働いている。さらに言葉を読む・書くさいには、前頭葉や頭頂葉・側頭葉など、多くの脳の領域が同時に働く。

脳は使えば使うほど若さを保て、物忘れや記憶力低下の予防や改善に大いに役立つ。毎日短時間でいいので、意欲や興味を持ち、集中して漢字パズルを行うと脳が活性化する。

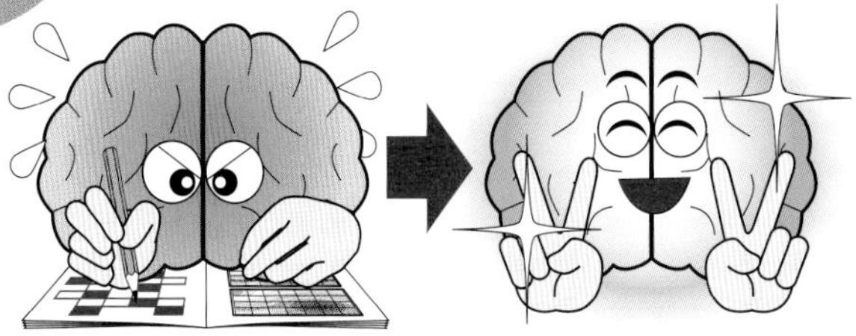

く」という行動が少なくなってきました。その結果、言語理解機能が退化し、中高年では物忘れやうっかりミスが増えたり、注意力不足に陥ったりしやすくなったわけです。

漢字パズルを行えば前頭前野の働きがアップ

言語理解機能の衰えを防ぎ、脳を活発に働かせるために最もおすすめしたいのが、漢字の読み書きをすることです。

人間の脳は「大脳」「脳幹」「小脳」の３つに大きく分かれています。そのうち約80％を占めるのが大脳です。大脳は、思考や判断・行動をつかさどる「前頭葉」、視覚をつかさどる「後頭葉」、知覚や感覚をつかさどる「頭頂葉」、聴覚や記憶をつかさどる「側頭葉」の４つの部分に大別できます。

その中で最も重要な働きをしている部位が、前頭葉の大部分を占める「前頭前野」です。前頭前野は「考える」「記憶する」「判断する」「行動や感情をコントロールする」「人とコミュニケーションをとる」など、人間にとって重要な働きを担っています。まさに、人間らしく生きるために最も必要な部位なのです。

衰えた脳をしっかりと働く脳へとギアチェンジするためには、前頭前野を鍛えることがポイントです。年齢に関係なく脳のトレーニングを行うことで前頭前野が鍛えられ、脳の認知機能が向上することが科学的に証明されているのです。

私たちの研究グループは、いろいろな作業をしているときの脳の状態を調べています。例えば、テレビやパソコン、スマートフォンなどに触れているときは、前頭前野はほとんど使われていないことがわかっています。

ところが、漢字を読み書きするだけで前頭前野の働きがアップすると判明したのです。

本誌の漢字パズルは、さまざまなタイプのものが掲載されています。このドリルを集中してくり返し行えば、前頭前野が活発に働くようになり、言語理解機能の働きもアップして物忘れやうっかりミス、注意力散漫などの改善・予防にきっとつながるはずです。

漢字・計算・言葉のドリルの実践で
脳の血流が大幅アップし、前頭前野が活性化すると試験で確認されました

記憶や計算、思考や判断をつかさどる脳の前頭前野

人間の脳はさまざまな機能を備えています。その中でも、「認知機能」はとても重要な役割を果たしています。認知機能とは、「思考」「判断」「記憶」「意欲」「計算」「想像」などの高度な脳の活動のことです。

認知機能をつかさどっているのは、脳の前のほうにある前頭葉の「前頭前野」という領域です。前頭前野は、いわば「脳の司令塔」。人間らしく社会生活を送るうえでは、欠かせない要所なのです。

ところが、加齢とともに前頭前野は衰え、認知機能も低下。認知機能が落ちると、記憶力や注意力、思考力、判断力が弱まります。物忘れやうっかりミスが多くなり、生活の質の低下にもつながるのです。

認知機能を維持するためには、前頭前野の働きを保つことが重要です。前頭前野の活性度は、「NIRS（近赤外分光分析法）」という方法で調べることができます。

NIRSとは、太陽光にも含まれる近赤外光を使った安全な検査方法です。簡単に説明すると、近赤外光を当てることで、前頭前野の血流を測定できます。前頭前野の血流が増えていれば、脳が活性化している証拠。逆に血流が変わらなければ、活性化はしていません。

●トポグラフィ画像（脳血流測定）

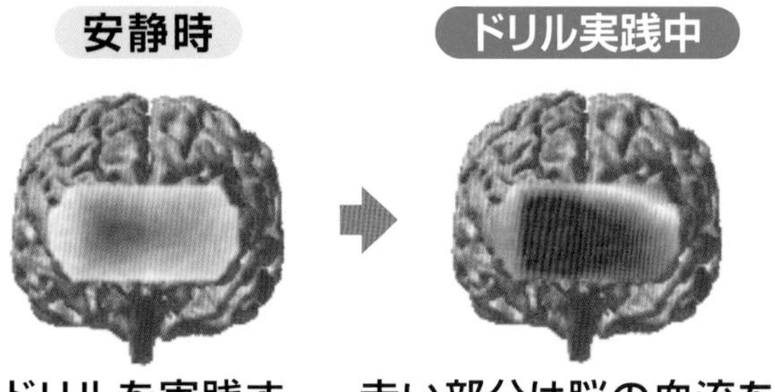

ドリルを実践する前の前頭前野の血流

赤い部分は脳の血流を表している。ドリルの試験中に血流が向上した

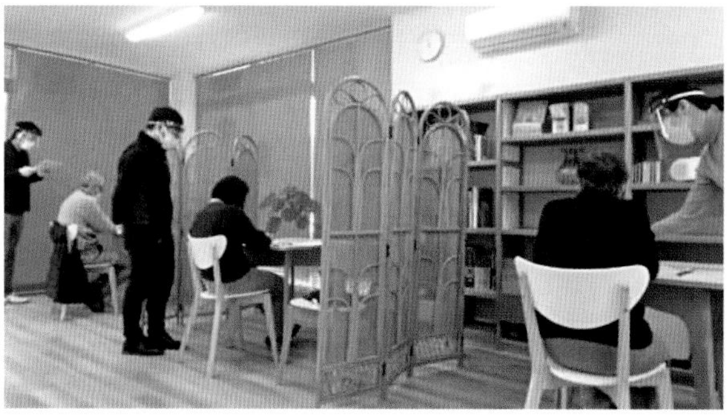

脳ドリルの試験のようす

試したすべてのドリルで脳の血流が大幅に促進

そこで、本書のドリルが前頭前野を活性化するのか、NIRSを使って調べてみました。

試験は2020年12月、新型コロナウイルスの感染対策を十分に行ったうえで実施。対象者は60～70代の男女40人です。全員、脳出血や脳梗塞（こうそく）など、脳の病気の既往症はありません。

出題したドリルは「漢字系」「計算系」「言葉系」「論理系」「知識系」「記憶系」「変わり系」の7系統で、計33種類。ドリルはどれも楽しく解けるものばかりです。例えば、「漢字系」の「漢字熟語しりとり」（42～43ﾍﾟｰｼﾞ、72～73ﾍﾟｰｼﾞに掲載）は、問題の漢字を使って熟語を作り、前後が同じ漢字になる熟語をしりとりのように並べる脳トレです。

同じく、「漢字系」の「二字熟語クロス」（26

ドリル別の脳活動の変化

出典：「脳血液量を活用した脳トレドリルの評価」より

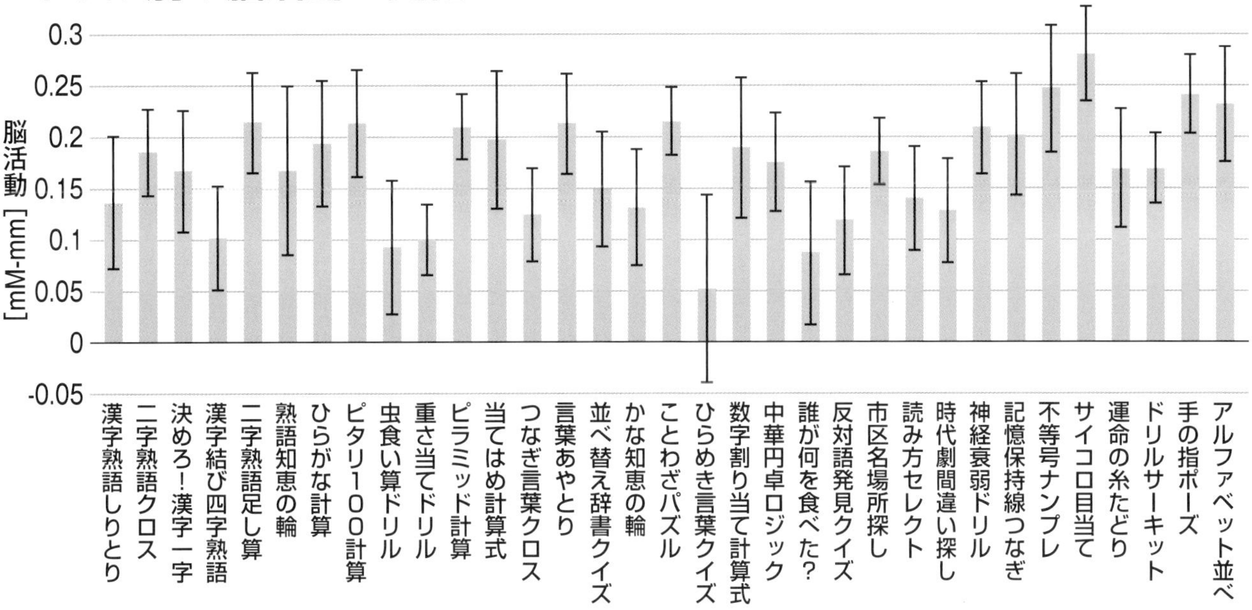

～27ページ、56～57ページ）は、ヒントにある漢字１字を各問の中央のマスに入れ、二字熟語を４つ作る脳トレです。思考力や想像力、語彙（ごい）力を向上させる効果が期待できます。

楽しいだけでなく、効果が高いこともわかりました。

試験では１人当たり15種類のドリルを解いてもらいました。NIRSを使い、ドリルを行っているときの脳の血流を調べたところ、安静時と比べて、33種類のすべてのドリルにおいて、脳の血流がアップ。そのうち27種は顕著に血流が増加していました。

この試験結果から、ドリルを解いているときは前頭前野が活性化していることが確認されたのです。続ければ思考力や判断力、記憶力、計算力といった認知機能が向上することも、十分期待できるといえるでしょう。

また、正確に答えるより、より多くの問題に取り組むことも重要です。たとえ間違っていても、素早く答えていくことで脳の血流は増加し、前頭前野も活性化するのです。

注意してほしいのは、脳ドリルであれば、どんなものでも前頭前野が刺激されるわけではない、ということ。

つまらなかったり、難しかったりすると、脳にいい刺激が伝わらず、血流が促進するどころか、滞ってしまうこともあるのです。

毎日行うことで脳の認知機能は向上

本書には、試験で検証したものと同種のドリルの中から、漢字系の問題を厳選して収録しています。実際にやってみるとわかると思いますが、バラエティに富み、楽しく解ける問題ばかりです。

１ヵ月間、毎日異なるパズルを実践でき、飽きずに取り組めることで、認知機能の向上や物忘れ・うっかりミスの減少が大いに期待できます。また、制限時間内に解こうとすることで脳にプレッシャーを与え、働きをよくする効果もあります。

漢字系ドリルの脳活動

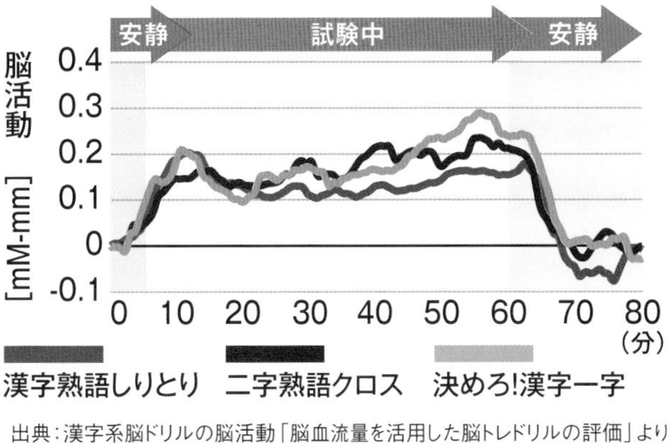

出典：漢字系脳ドリルの脳活動「脳血流量を活用した脳トレドリルの評価」より

毎日脳活 スペシャル 漢字脳活ひらめきパズルの効果を高めるポイント

ポイント 1 毎日続けることが大切

「継続は力なり」という言葉がありますが、漢字ドリルは毎日実践することで、脳が活性化していきます。2～3日に1度など、たまにやる程度では効果は現れません。また、続けていても途中でやめると、せっかく若返った脳がもとに戻ってしまいます。毎日の日課として、習慣化するのが、脳を元気にするコツだと心得てください。

ポイント 2 1日2ページ、朝食後の午前中に

1日のうちで脳が最も働くのが午前中です。できるかぎり、午前中に取り組みましょう。一度に多くの漢字ドリルをやる必要はなく、1日2㌻でOK。短い時間で集中して全力を出し切ることで、脳の機能は向上していくのです。また、空腹の状態では、脳はエネルギー不足。朝ご飯をしっかり食べてから行いましょう。

ポイント 3 できるかぎり静かな環境で

静かな環境で取り組むことがポイントです。集中しやすく、脳の働きもよくなります。テレビを見ながらや、ラジオや音楽を聴きながらやっても、集中できずに脳を鍛えられないことがわかっています。周囲が騒がしくて気が散る場合は、耳栓を使うといいでしょう。

ポイント 4 制限時間を設けるなど目標を決めて取り組む

目標を決めると、やる気が出てきます。本書では、年代別に制限時間を設けていますが、それより少し短いタイムを目標にするのもいいでしょう。解く速度を落とさずに、正解率を高めていくのもおすすめです。1ヵ月間連続して実践するのも、立派な目標です。目標を達成したら、自分にご褒美をあげると、さらに意欲も出てきます。

ポイント 5 家族や友人といっしょに実践する

家族や友人といっしょに取り組むのもおすすめです。競争するなどゲーム感覚で実践すると、さらに楽しくなるはずです。何よりも、「脳を鍛える」という同じ目的を持つ仲間と実践することは、とてもやりがいがあります。漢字ドリルの後、お茶でも飲みながらコミュニケーションを取ることも、脳の若返りに役立つはずです。

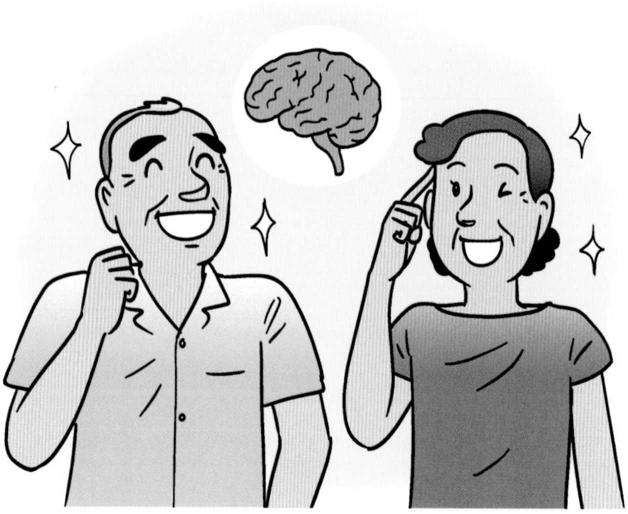

とにかく楽しい厳選問題！

大人気脳トレ「漢字パズル」15

記憶力・認知力アップ

問題を手がかりに一時的に覚える「短期記憶」と子供のころに習った漢字など「思い出す力」を鍛えます。

1・16日目 **漢字使い分けドリル**
6・21日目 **三字熟語穴うめ推理**
9・24日目 **反対語発見クイズ**
12・27日目 **漢字カード合わせ**

漢字カード合わせ

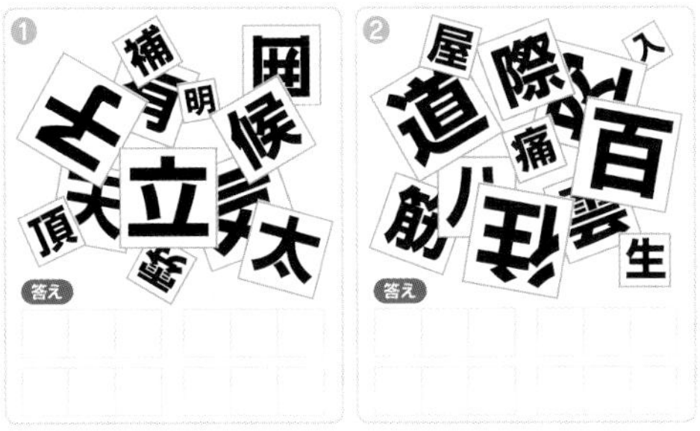

注意力・集中力アップ

指示どおりの文字を探したり、浮かび上がった図形から文字を読み取ったりするなど、注意力・集中力が磨かれます。

4・19日目 **熟語ルーレット**
7・22日目 **ことわざ間違い探し**
13・28日目 **四字熟語推理クロス**

ことわざ間違い探し

	誤	正
❶ 閑子鳥が鳴く		
❷ 二の指を踏む		
❸ 亀の鋼より年の功		
❹ 必要は発明の父		
❺ 夜目遠目笠の外		
❻ 取り付く暇もない		
❼ 腹の鳥がおさまらない		
❽ 宝磨かざれば光なし		

直感力アップ

知識や経験を総動員して、素早く決断を下したり行動に移したりする力が身につきます。

3・18日目 **四字熟語ブロック**
8・23日目 **漢字スケルトン**
11・26日目 **熟語足し算パズル**
15・30日目 **漢字ジグザグクロス**

熟語足し算パズル

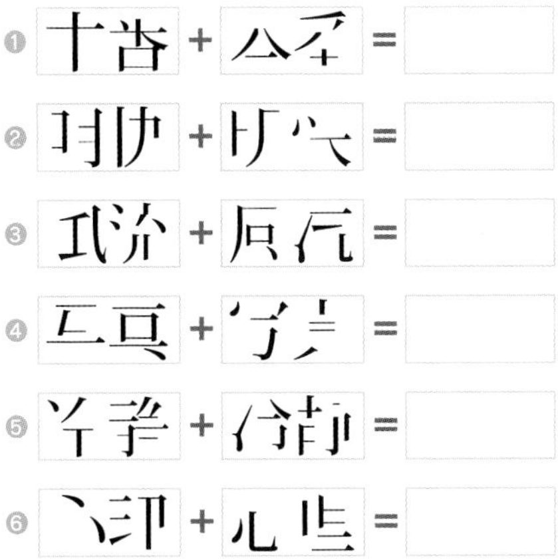

思考力・想起力アップ

論理的に考える問題や推理しながら答えを導く問題で、考える力を磨き、頭の回転力アップが期待できます。

2・17日目 **二字熟語クロス**
5・20日目 **チラリ四字熟語**
10・25日目 **漢字熟語しりとり**
14・29日目 **漢字なぞなぞ**

チラリ四字熟語

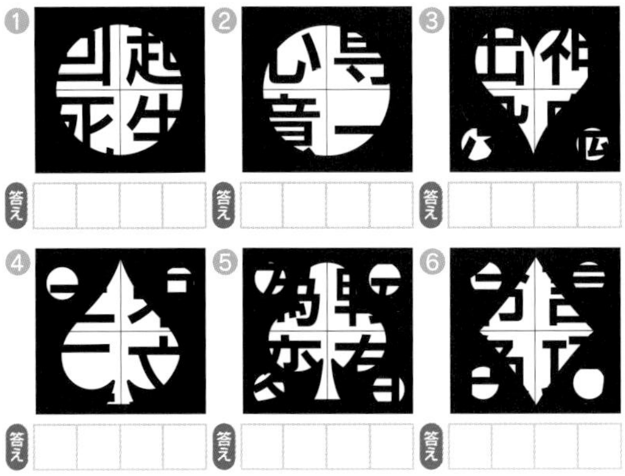

1日目 漢字使い分けドリル

実践日

月　日

難易度3★★★☆☆

各問、ひらがなで書かれた動詞をⒶとⒷの各文にある空欄部分に入れ、文の意味合いを考えたうえで、ひらがなを漢字に変換し、その漢字1字を空欄に書き入れてください。ⒶとⒷに入る漢字は違います。

❶ あく

Ⓐ隣の席が□く
Ⓑ出口のドアが□く

答え Ⓐ□ Ⓑ□

❷ うける

Ⓐ挑戦を□ける
Ⓑ代替仕事を□ける

答え Ⓐ□ Ⓑ□

❸ おす

Ⓐ玄関のベルを□す
Ⓑ授賞作品に□す

答え Ⓐ□ Ⓑ□

❹ かわく

Ⓐ晴天で洗濯物が□く
Ⓑ暑さでのどが□く

答え Ⓐ□ Ⓑ□

❺ さめる

Ⓐほとぼりが□める
Ⓑ夢から□める

答え Ⓐ□ Ⓑ□

❻ ひく

Ⓐ当たりクジを□く
Ⓑバイオリンを□く

答え Ⓐ□ Ⓑ□

❼ つとめる

Ⓐ結婚式の司会を□める
Ⓑ問題の解決に□める

答え Ⓐ□ Ⓑ□

❽ のびる

Ⓐ学力が□びる
Ⓑ寿命が□びる

答え Ⓐ□ Ⓑ□

解答 ❶Ⓐ空Ⓑ開、❷Ⓐ受Ⓑ請、❸Ⓐ押Ⓑ推、❹Ⓐ乾Ⓑ渇、❺Ⓐ冷Ⓑ覚、❻Ⓐ引Ⓑ弾、❼Ⓐ務Ⓑ努、❽Ⓐ伸Ⓑ延

脳活ポイント

側頭葉を刺激し記憶力を鍛える!

問題文をよく読んで文脈を理解し、適切な漢字を選ぶ必要があるため、言語力をつかさどる側頭葉が刺激されます。それに伴い、記憶力や想起力も鍛えられると考えられます。

目標時間

50代まで	60代	70代以上
15分	25分	30分

正答数 ／16問

かかった時間 分

⑨ あう

Ⓐ意見が□う

Ⓑ災難に□う

答え Ⓐ□ Ⓑ□

⑩ のる

Ⓐ予定の電車に□る

Ⓑ俳句が雑誌に□る

答え Ⓐ□ Ⓑ□

⑪ かわる

Ⓐ社長が□わる

Ⓑ位置が□わる

答え Ⓐ□ Ⓑ□

⑫ すすめる

Ⓐ入会を□める

Ⓑ会議を□める

答え Ⓐ□ Ⓑ□

⑬ やぶれる

Ⓐズボンの裾が□れる

Ⓑ試合に□れる

答え Ⓐ□ Ⓑ□

⑭ おくる

Ⓐ荷物を□る

Ⓑ賛辞を□る

答え Ⓐ□ Ⓑ□

⑮ へる

Ⓐ年月を□る

Ⓑ人口が□る

答え Ⓐ□ Ⓑ□

⑯ そなえる

Ⓐ墓前に花を□える

Ⓑ地震に□える

答え Ⓐ□ Ⓑ□

解答 ⑨Ⓐ合Ⓑ遭、⑩Ⓐ乗Ⓑ載、⑪Ⓐ代Ⓑ変、⑫Ⓐ勧Ⓑ進、⑬Ⓐ破Ⓑ敗、⑭Ⓐ送Ⓑ贈、⑮Ⓐ経Ⓑ減、⑯Ⓐ供Ⓑ備

2日目 二字熟語クロス

実践日
月　日

難易度4★★★★☆

下のリストから、上下左右にある漢字と組み合わせて二字熟語を４つ作れる漢字を選び、中央のマスに記入します。ページごとに16問すべて解いたら、リストに残った４字の漢字から四字熟語を作ってください。

❶

	射	
目		中
	確	

❷

	経	
修		科
	念	

❸

	出	
窓		紅
	実	

❹

	薬	
屈		示
	令	

❺

	丹	
妖		彩
	肉	

❻

	頑	
断		形
	定	

❼

	茶	
本		号
	台	

❽

	完	
賛		人
	功	

❾

	天	
素		陣
	視	

❿

	資	
合		子
	闘	

⓫

	祝	
大		祉
	引	

⓬

	記	
乱		籍
	荷	

⓭

	方	
毒		金
	箱	

⓮

	抹	
解		息
	防	

⓯

	感	
重		地
	臓	

⓰

	婦	
自		笛
	鐘	

❶〜⓰のリスト

成　格　携　指　警　電　針
的　入　番　敵　福　帯　口
話　心　精　理　消　固

⓱ 四字熟語の答え

答え

解答 ❶的、❷理、❸口、❹指、❺精、❻固、❼番、❽成、❾敵、❿格、⓫福、⓬入、⓭針、⓮消、⓯心、⓰警、⓱＜四字熟語の答え＞携帯電話

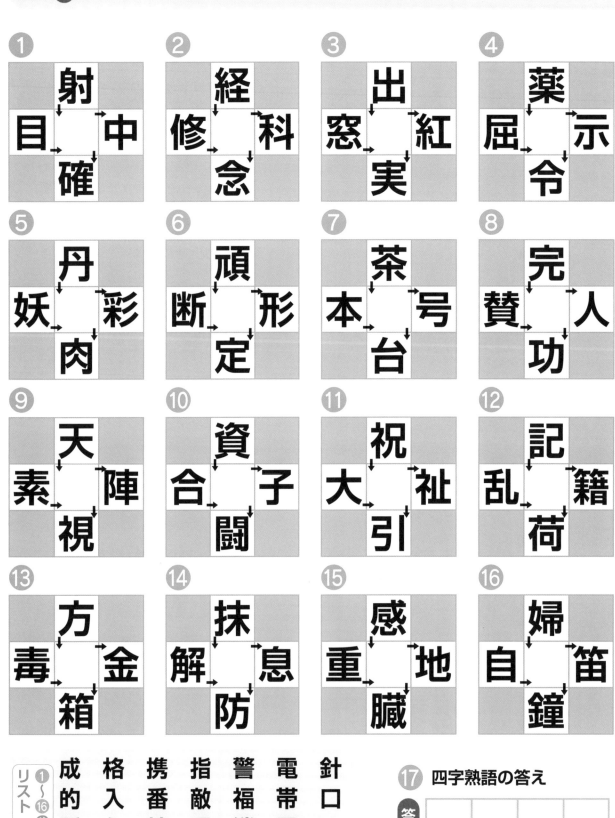

脳活ポイント

思考力と想起力を磨く！

４つの二字熟語に共通する漢字を探すのに必要な思考力や想像力・洞察力や、漢字を思い出す想起力が養われると考えられます。また、漢字力や語彙力を向上させる効果も期待できるでしょう。

目標時間

50代まで	60代	70代以上
25分	35分	45分

正答数 ／34問　かかった時間 分

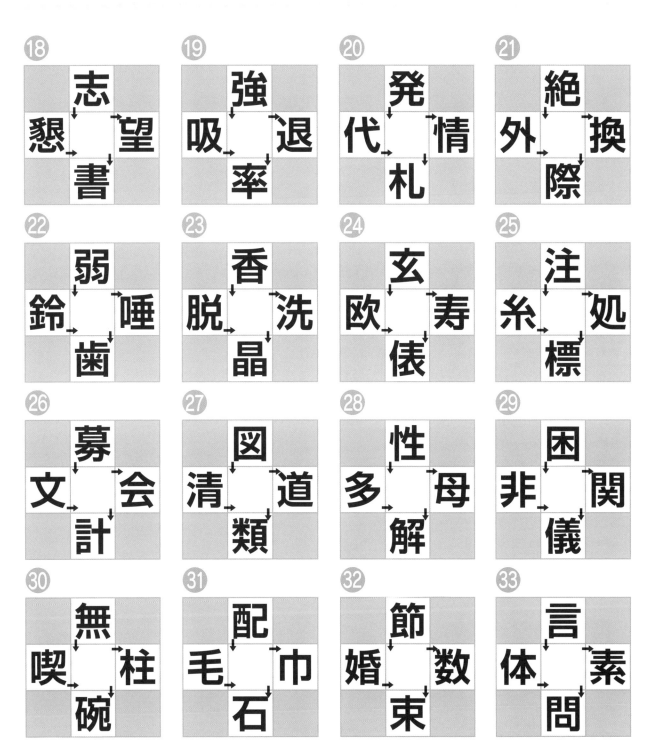

⑱

	志	
懇		望
	書	

⑲

	強	
吸		退
	率	

⑳

	発	
代		情
	札	

㉑

	絶	
外		換
	際	

㉒

	弱	
鈴		唾
	歯	

㉓

	香	
脱		洗
	晶	

㉔

	玄	
欧		寿
	俵	

㉕

	注	
糸		処
	標	

㉖

	募	
文		会
	計	

㉗

	図	
清		道
	類	

㉘

	性	
多		母
	解	

㉙

	困	
非		関
	儀	

㉚

	無	
喫		柱
	碗	

㉛

	配	
毛		巾
	石	

㉜

	節	
婚		数
	束	

㉝

	言	
体		素
	問	

⑱～㉝のリスト

集　虫　布　難　米　唯　約
願　交　我　分　表　質　尊
目　茶　引　水　独　書

㉞ 四字熟語の答え

答え

解答 ⑱願、⑲引、⑳表、㉑交、㉒虫、㉓水、㉔米、㉕目、㉖集、㉗書、㉘分、㉙難、㉚茶、㉛布、㉜約、㉝質、㉞＜四字熟語の答え＞唯我独尊

3 日目 四字熟語ブロック

実践日

月　日

難易度 3 ★★★☆☆

各問に６個の四字熟語を構成する24個の漢字がブロックごとに隠れています。それぞれの四字熟語ごとに線で囲み、隠れている６個の四字熟語を解答欄にすべて書き出してください。

1

公	一	鳥	石	完	欠
明	大	正	二	無	全
両	論	四	六	時	神
賛	否	中	没	鬼	出

① □□□□
② □□□□
③ □□□□
④ □□□□
⑤ □□□□
⑥ □□□□

2

無	御	礼	員	選	択
用	問	満	整	捨	取
答	腹	絶	理	入	直
抱	倒	路	然	刀	単

① □□□□
② □□□□
③ □□□□
④ □□□□
⑤ □□□□
⑥ □□□□

脳活ポイント

直感力や注意力が向上！

縦４マス×横６マスに並んだ漢字の中から四字熟語を探し出すことで、直感力や注意力が著しく向上します。また、語彙力や想起力を鍛える効果も大いに期待できます。

日標時間

50代まで	60代	70代以上
15分	20分	30分

正答数 ／24問　かかった時間 分

③

銘	正	正	暴	自	自
一	真	面	創	満	棄
期	師	反	身	痍	温
会	一	教	知	新	故

①
②
③
④
⑤
⑥

④

願	本	他	貧	晩	器
力	磨	錬	器	大	成
人	戦	百	用	乏	聖
色	十	十	君	人	子

①
②
③
④
⑤
⑥

※解答は84ﾍﾟｰｼﾞをご覧ください

4日目 熟語ルーレット

実践日

月　日

難易度4★★★★☆

中央の漢字とその周囲のひらがなを組み合わせて言葉を作り、漢字で答えてください。漢字が使われる場所は各問で違いますが、ひらがなは時計回りに読みます。解答が小文字でも大文字で表記されています。

①
中央：北
周囲：う　か　い　ど

答え　北□□

②
中央：温
周囲：ご　せ　ん　た　ま

答え　□□□

③
中央：京
周囲：う　と　ち　じ　と

答え　□□□□□

④
中央：中
周囲：し　や　と　げ

答え　□□□□

⑤
中央：手
周囲：と　ぶ　そ　く　ひ

答え　□□□□

⑥
中央：工
周囲：ち　よ　う　だ　い　に

答え　□□□□

⑦
中央：厚
周囲：ん　せ　い　ね　ん　き

答え　□□□□

⑧
中央：性
周囲：じ　う　ま　こ　ん　や

答え　□□□□□

⑨
中央：議
周囲：か　い　じ　ど　う　こ　つ

答え　□□□□□

解答　①北海道、②温泉卵、③東京都知事、④途中下車、⑤人手不足、⑥日曜大工、⑦厚生年金、⑧野次馬根性、⑨国会議事堂

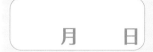

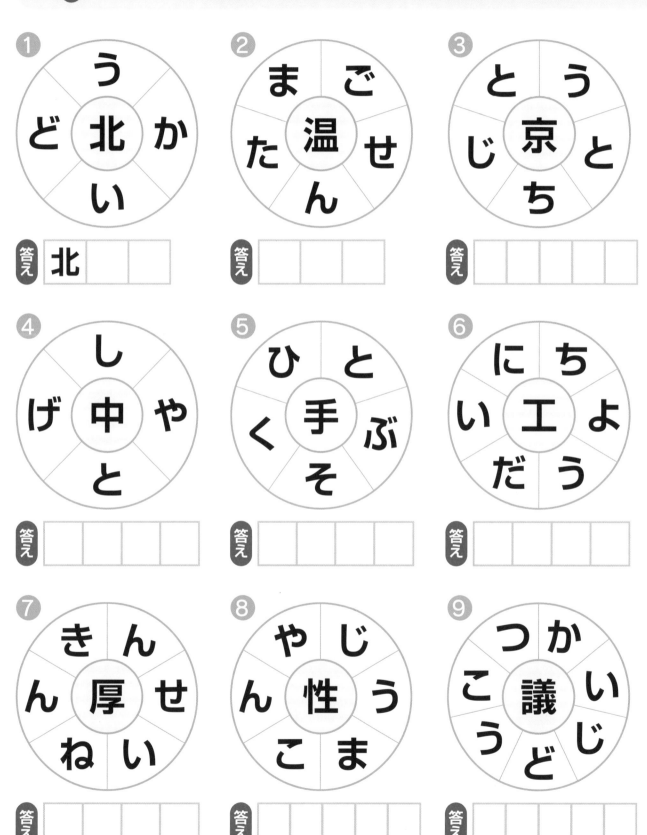

脳活ポイント

空間認識力がアップ！

漢字とひらがなを組み合わせて言葉を作るさいに、思考力と発想力が養われます。また、言葉ができるように区切りを考えていく必要があるので、空間認識力のアップにも役立ちます。

目標時間

50代まで	60代	70代以上
20分	30分	40分

正答数 ／18問　かかった時間 分

⑩ 場：う　う　ん　ど

答え

		場

⑪ 拝：り　よ　う　か　ん

答え

拝		

⑫ 表：い　め　い　け　つ

答え

		表	

⑬ 頼：ふ　く　し　ん　か　い

答え

⑭ 新：ぶ　ん　は　い　た　つ

答え

⑮ 不：け　つ　ひ　つ　よ　う　か

答え

⑯ 引：よ　く　ば　ん　ゆ　う　り

答え

⑰ 歩：う　し　や　て　ん　ご　く　こ

答え

⑱ 食：う　ひ　ん　せ　い　せ　ん　り　よ

答え

解答 ⑩運動場、⑪拝観料、⑫決意表明、⑬信頼回復、⑭新聞配達、⑮必要不可欠、⑯万有引力、⑰歩行者天国、⑱生鮮食料品

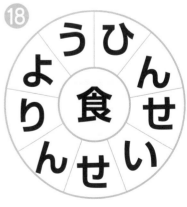

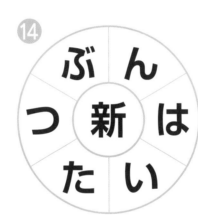

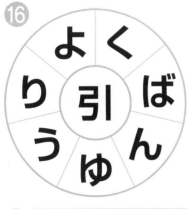

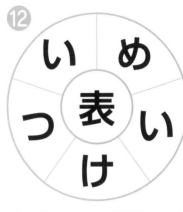

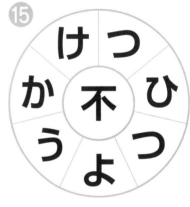

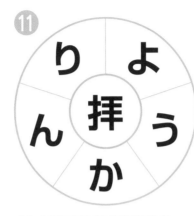

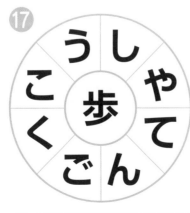

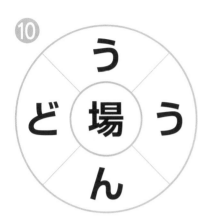

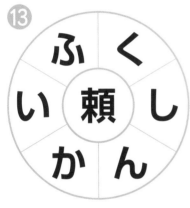

5日目 チラリ四字熟語

実践日

月　　日

難易度3★★★☆☆

各問、漢字が４個バラバラに並んでいますが、漢字の一部分しか見えていません。それぞれの漢字を推測し、四字熟語になるよう並べ替えてください。各ページのリストにある36文字の漢字が使われています。

❶〜❾のリスト

一	二	三	四	色	回	羊	言	出	心	有	磨
肉	朝	束	錬	専	巧	三	転	意	起	百	神
文	為	狗	鬼	生	没	死	変	令	暮	戦	頭

❶

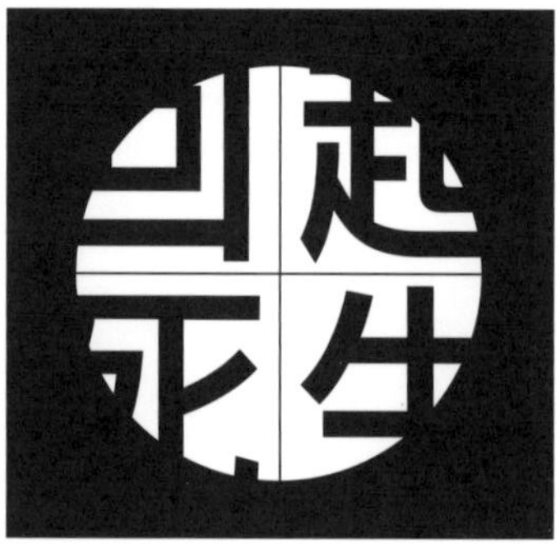

答え

❷

答え

❸

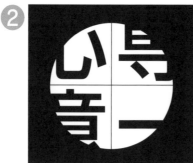

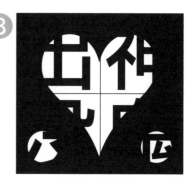

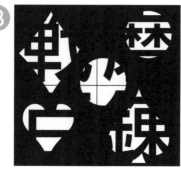

答え

❹

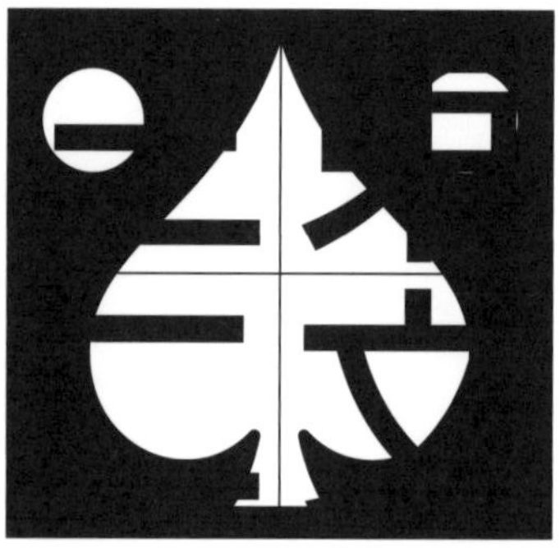

答え

❺

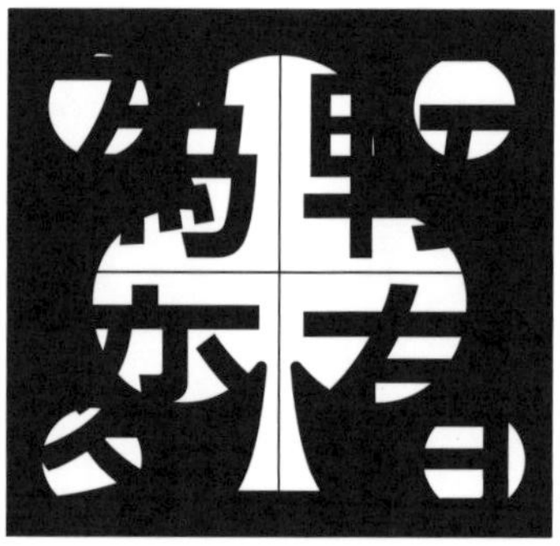

答え

❻

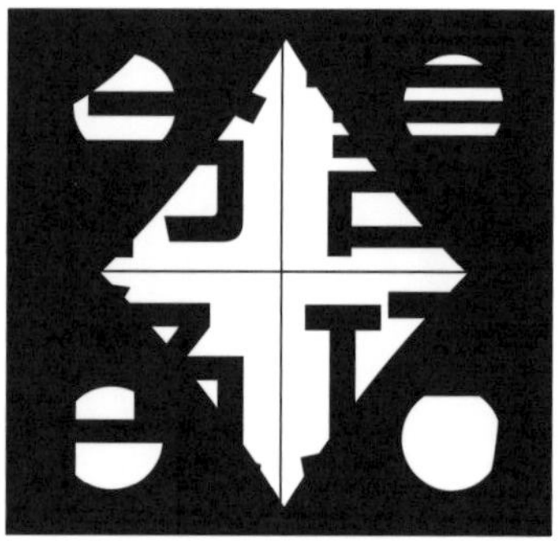

答え

❼

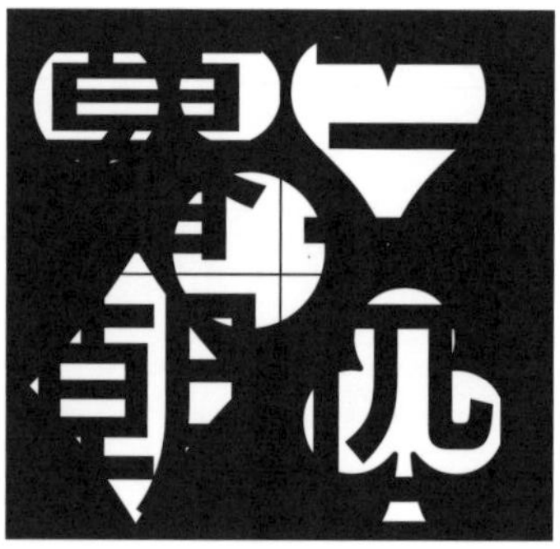

答え

❽

答え

❾

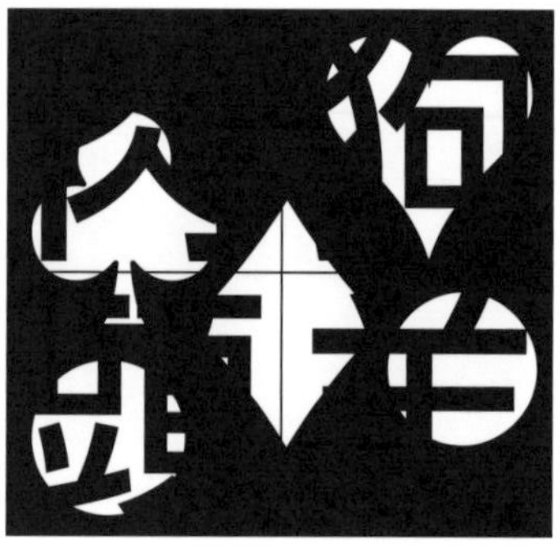

答え

解答 ❶起死回生、❷一意専心（専心一意もOK）、❸神出鬼没、❹二束三文、❺有為転変、❻巧言令色、❼朝三暮四、❽百戦錬磨、❾羊頭狗肉

脳活ポイント

想起力やイメージ力を鍛錬

穴からチラリと見えている４つの漢字から全体を推測することで、脳のイメージ力や想起力が鍛えられます。また、注意力や推理力、直感力を養うこともできると考えられます。

目標時間

50代まで	60代	70代以上
20分	25分	30分

正答数　／18問

かかった時間　分

⑩〜⑱のリスト

七	身	害	深	美	石	一	倒	急	粉	羅	人
利	直	刻	八	意	光	下	森	千	万	得	電
骨	金	転	転	長	火	象	方	失	味	砕	八

⑩

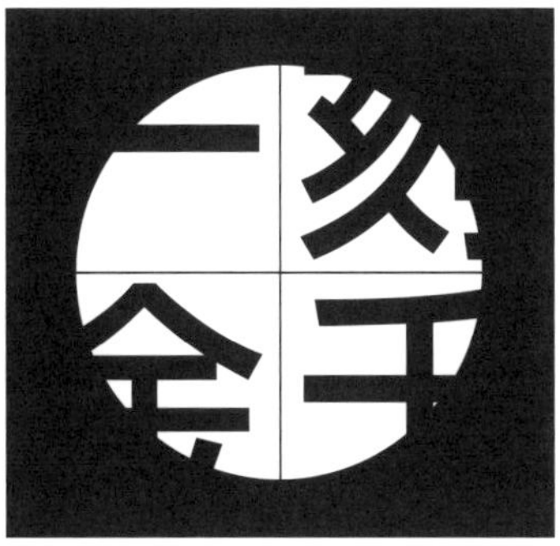

答え

⑪

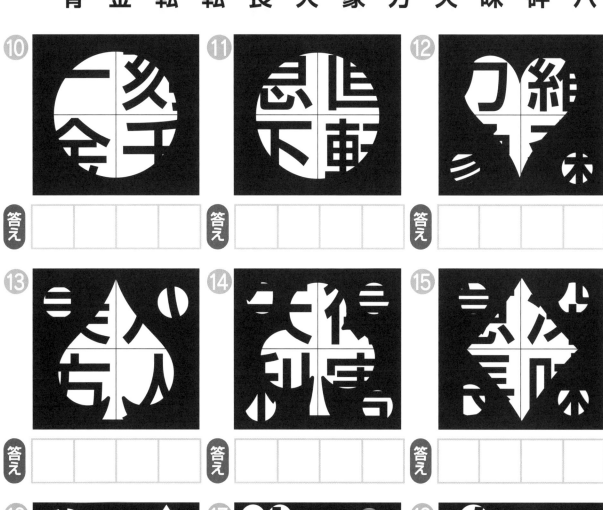

答え

⑫

答え

⑬

答え

⑭

答え

⑮

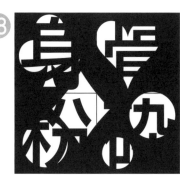

答え

⑯

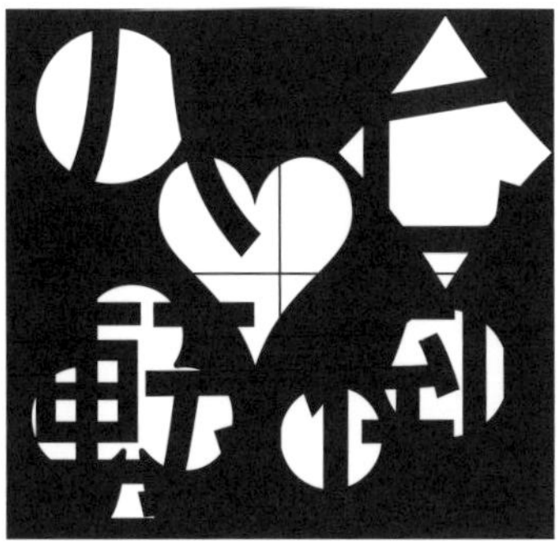

答え

⑰

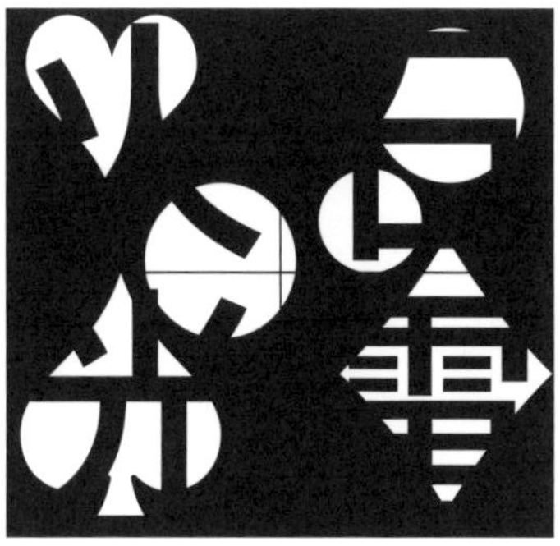

答え

⑱

答え

解答　⑩一刻千金、⑪急転直下、⑫森羅万象、⑬八方美人、⑭利害得失、⑮意味深長、⑯七転八倒、⑰電光石火、⑱粉骨砕身

三字熟語穴うめ推理

実践日

月　日

難易度 4 ★★★★☆

三字熟語の真ん中の１字が抜けた形で２つ提示されています。左右の漢字から推理して中央のマスをうめ、残り１マスにはリストから選んだ漢字を書き入れ、縦に読める三字熟語を作りましょう。

●例題

	競	
国	技	館
居	場	所

この部分のマスはリストから漢字を選んでうめる

このマスは前後の漢字から推理してうめる

三字熟語が真ん中の字が抜けた形で２つ提示されているので、左右の漢字から推理して中央のマスをうめる。

残りの１マスはリストから選んで漢字を書き入れる。

答えは「競技場」

❶

	□	
紙	□	船
不	□	嫌

❷

	□	
弁	□	士
狂	□	病

❸

世	□	体
	□	
理	□	店

❹

片	□	間
添	□	物
	□	

❺

草	□	球
	□	
下	□	評

❻

西	□	記
学	□	祭
	□	

❼

	□	
不	□	産
司	□	者

❽

神	□	月
名	□	芸
	□	

❾

七	□	神
	□	
枕	□	子

❿

	□	
流	□	歌
造	□	所

⓫

成	□	期
	□	
春	□	所

⓬

貴	□	属
十	□	路
	□	

❶～⓬のリスト

保	減	地	運	飛	寿
一	丁	扇	次	塔	島

解答 ❶扇風機、❷保護犬、❸間一髪、❹手加減、❺野次馬、❻遊園地、❼運動会、❽無人島、❾福寿草、❿飛行船、⓫長丁場、⓬金字塔

脳活ポイント

記憶力がフル回転して認知力も向上

　三字熟語のまん中の文字を考えるのに、記憶力がフル回転します。正解がわかったときには、その熟語について意味や形状を頭に描くので、認知力も同時に鍛えられます。

目標時間

50代まで	60代	70代以上
20分	25分	30分

正答数 ／28問　かかった時間 分

⑬

山	□	屋
	□	
助	□	席

⑭

自	□	像
汎	□	性
	□	

⑮

	□	
青	□	才
旅	□	度

⑯

住	□	街
心	□	性
	□	

⑰

口	□	炎
代	□	者
	□	

⑱

	□	
落	□	生
季	□	風

⑲

引	□	物
風	□	坊
	□	

⑳

正	□	者
	□	
裁	□	官

㉑

金	□	糖
	□	
舞	□	裏

㉒

影	□	者
	□	
遺	□	子

㉓

	□	
並	□	抵
両	□	敗

㉔

扁	□	腺
震	□	地
	□	

㉕

	□	
護	□	術
土	□	勘

㉖

白	□	垢
	□	
終	□	駅

㉗

正	□	対
	□	
宴	□	芸

㉘

	□	
薄	□	粧
地	□	儀

⑬～㉘のリスト

勇　均　談　変　浪　慶　頓　便
紙　出　十　切　心　集　省　郷

解答　⑬小切手、⑭画用紙、⑮十二支、⑯宅配便、⑰内弁慶、⑱浪花節、⑲出来心、⑳直談判、㉑平均台、㉒武勇伝、㉓集大成、㉔桃源郷、㉕出身地、㉖無頓着、㉗反省会、㉘変化球

7日目 ことわざ間違い探し

実践日

月　日

難易度4★★★★☆

❶～㉔には、日常よく使われることわざや慣用句が並んでいますが、それぞれ1ヵ所、間違った漢字が使われています。その間違った漢字を見つけ、正しい漢字に改めてください。

❶ 閑子鳥が鳴く　誤［　］正▶［　］

❷ 二の指を踏む　誤［　］正▶［　］

❸ 亀の鋼より年の功　誤［　］正▶［　］

❹ 必要は発明の父　誤［　］正▶［　］

❺ 夜目遠目笠の外　誤［　］正▶［　］

❻ 取り付く暇もない　誤［　］正▶［　］

❼ 腹の鳥がおさまらない　誤［　］正▶［　］

❽ 宝磨かざれば光なし　誤［　］正▶［　］

❾ 暑さ寒さも皮岸まで　誤［　］正▶［　］

❿ 目の先が真っ黒になる　誤［　］正▶［　］

⓫ 飛んで火にいる冬の虫　誤［　］正▶［　］

⓬ あとは野となれ土となれ　誤［　］正▶［　］

解答　❶子→古、❷指→足、❸鋼→甲、❹父→母、❺外→内、❻暇→隙、❼鳥→虫、❽宝→玉、❾皮→彼、❿先→前、⓫冬→夏、⓬土→山

脳活ポイント

文字に集中して注意力を高める

会話などでよく使われることわざを集めてありますが、注意力が衰えていると気づけない間違いが含まれています。素早く解こうとせずに、文字をじっくり見て集中力を高めながら解きましょう。

目標時間

50代まで	60代	70代以上
15分	20分	25分

正答数	かかった時間
/24問	分

⑬ 一歩先は闇　誤 □ 正▶ □

⑭ 血湧き骨躍る　誤 □ 正▶ □

⑮ 二階から胃薬　誤 □ 正▶ □

⑯ 年寄りの冷や氷　誤 □ 正▶ □

⑰ 縁の下の刀持ち　誤 □ 正▶ □

⑱ 口も八丁毛も八丁　誤 □ 正▶ □

⑲ 天は二札を与えず　誤 □ 正▶ □

⑳ 泣く子と地党には勝てぬ　誤 □ 正▶ □

㉑ 丸い卵も切りようで三角　誤 □ 正▶ □

㉒ 頭を向けて寝られない　誤 □ 正▶ □

㉓ 船頭多くして船丘に上る　誤 □ 正▶ □

㉔ 転がる岩には苔が生えぬ　誤 □ 正▶ □

解答　⑬歩→寸、⑭骨→肉、⑮胃→目、⑯氷→水、⑰刀→力、⑱毛→手、⑲札→物、⑳党→頭、㉑三→四、㉒頭→足、㉓丘→山、㉔岩→石

8 日目 漢字スケルトン

実践日

月　日

難易度 ③★★★☆☆

各問のリストにある二字熟語、三字熟語、四字熟語が共通の漢字でそれぞれつながるように各問のマスに入れていってください。１つだけ余った熟語が答えになります。

① 答え

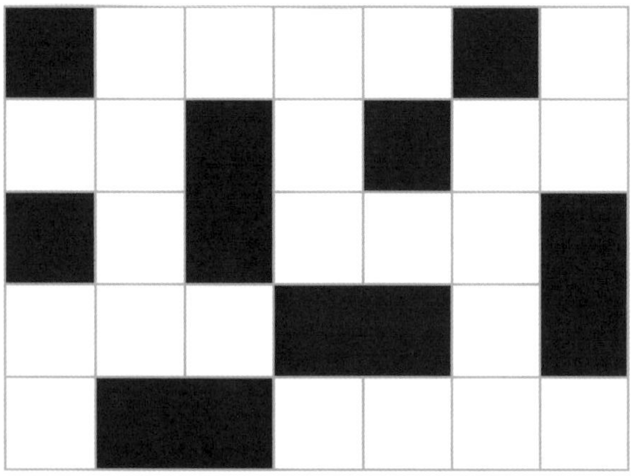

リスト

自前　前回　歯科　古本
出前　感動作　古典派
満腹感　百科事典　百点満点
自作自演　総合演出

② 答え

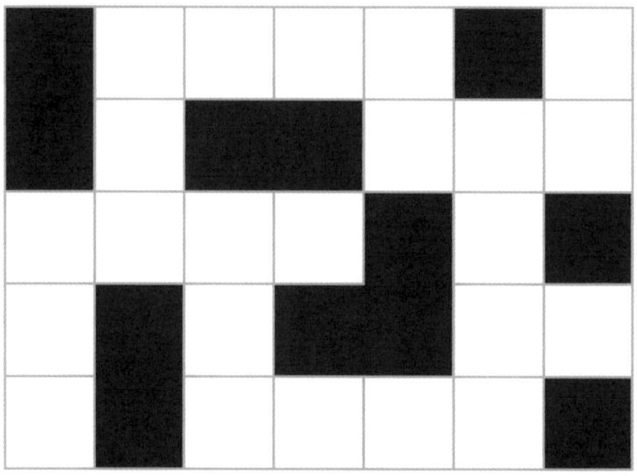

リスト

茶髪　日間　帰省　千代紙
大異変　間一髪　万葉集
集大成　大安吉日　一時帰宅
千変万化　集合住宅

③ 答え

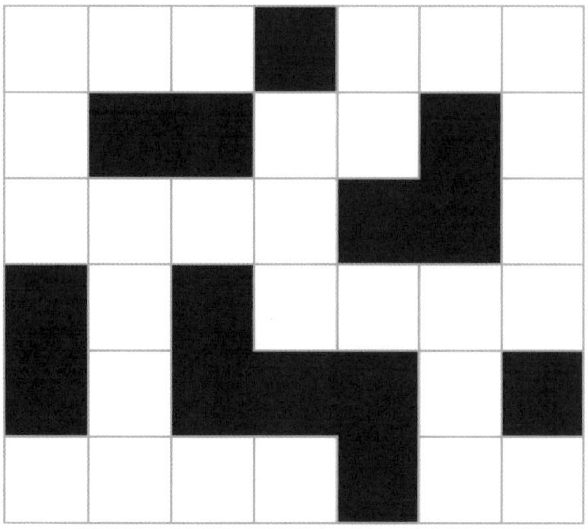

リスト

父兄　主義　大義　落武者
雷親父　落花生　主人公
大目付　同居人　真実一路
生真面目　付和雷同
公私混同　道路工事

④ 答え

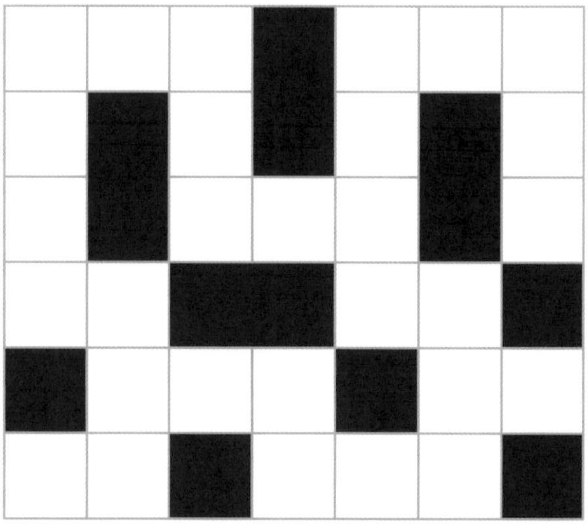

リスト

日中　感動　樹皮　閏年　結果
一般人　年相応　高揚感
人形劇　果樹園　中高年
青少年　鉄面皮　応援団
動物園　一致団結　青天白日

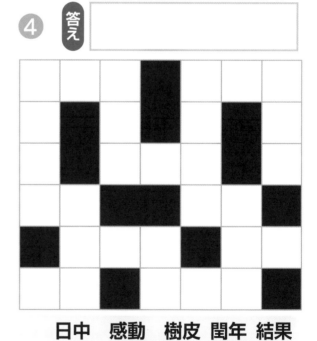

脳活ポイント

注意力と想起力を鍛える

リストにある熟語をクロスワード風に当てはめていくため、注意力が大いに鍛えられます。また、想起力や推理力、語彙力の鍛錬にも役立つことが期待できます。

目標時間

50代まで	60代	70代以上
20分	30分	40分

正答数　／8問

かかった時間　分

⑤ 答え

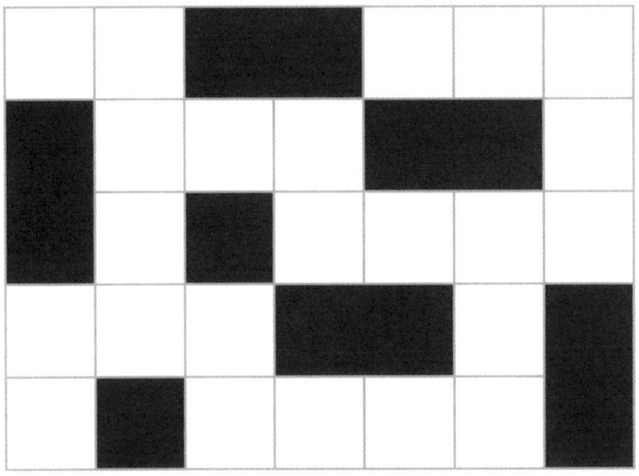

リスト

場合　行進　門出　波及
日直表　入場門　波止場
登竜門　好奇心　心拍数
進入禁止　合格発表　出席日数

⑥ 答え

リスト

嫌悪　静岡　忍者　画面　小休止
悪代官　部外者　面接官
静止画　鳥小屋　部活動
一石二鳥　一子相伝　相撲部屋

⑦ 答え

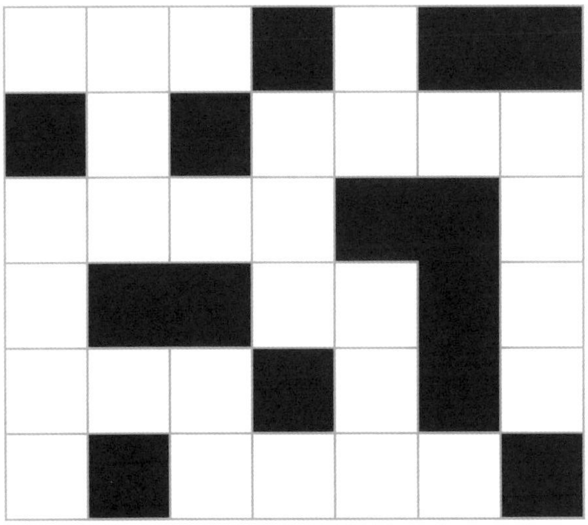

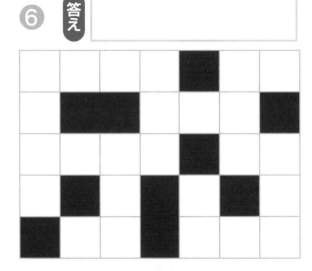

リスト

期日　部下　来場　上出来
場所代　開花期　反対語
対象外　表彰台　右往左往
日本代表　上下左右
門戸開放　門外不出

⑧ 答え

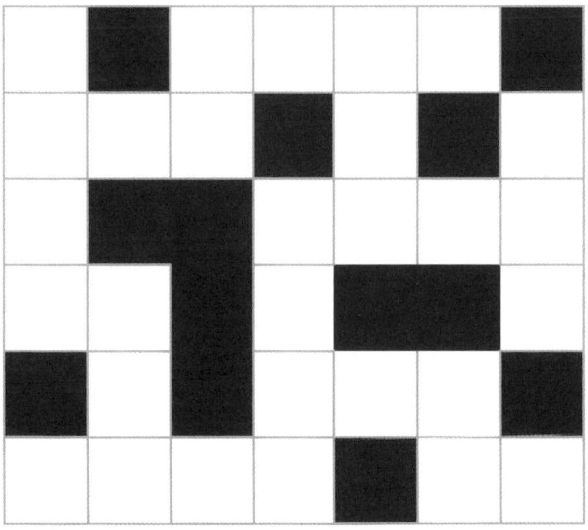

リスト

風船　説得　力説　大安
安息日　多様性　発案者
記憶力　宇宙船　三面記事
気宇壮大　風力発電　半日仕事
三者三様　他力本願

※解答は84ページをご覧ください

9日目 反対語発見クイズ

実践日

月　日

難易度4★★★★☆

❶～❽に示した二字熟語の反対語をページ下のリストの漢字をすべて使って、右の解答欄に書いてください。なお、問題は8問ごとにAブロックからDブロックまで分かれています。

A

❶ 異色 ▶ □□

❷ 鈍感 ▶ □□

❸ 心配 ▶ □□

❹ 高潔 ▶ □□

❺ 駄作 ▶ □□

❻ 増進 ▶ □□

❼ 栽培 ▶ □□

❽ 資産 ▶ □□

Aのリスト
作 鋭 安 減 負 劣
凡 傑 平 生 卑 心
自 敏 退 債

B

❶ 受領 ▶ □□

❷ 左右 ▶ □□

❸ 湿潤 ▶ □□

❹ 回答 ▶ □□

❺ 新鋭 ▶ □□

❻ 中枢 ▶ □□

❼ 動揺 ▶ □□

❽ 雄飛 ▶ □□

Bのリスト
豪 後 伏 燥 末 提
安 前 質 定 出 雌
梢 古 乾 問

解答
A ❶平凡、❷鋭敏、❸安心、❹卑劣、❺傑作、❻減退、❼自生、❽負債
B ❶提出、❷前後、❸乾燥、❹質問、❺古豪、❻末梢、❼安定、❽雌伏

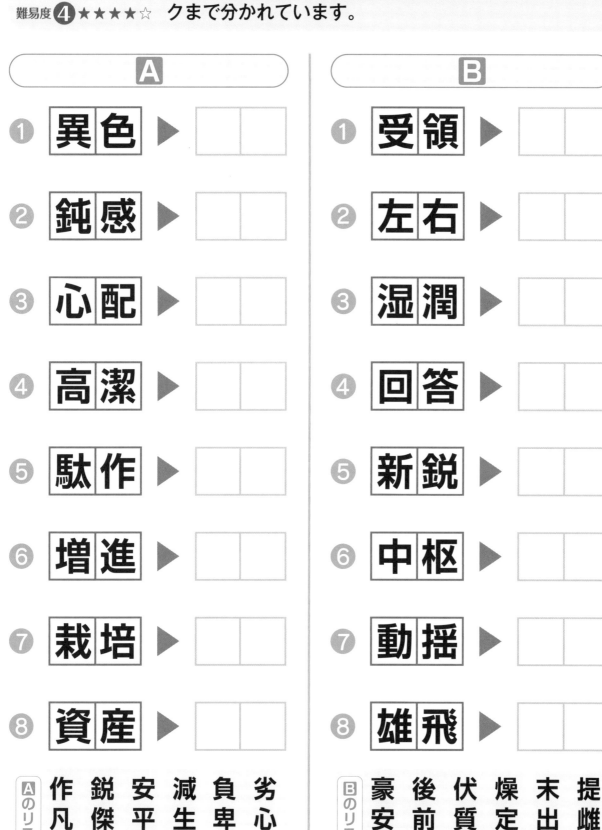

脳活ポイント

記憶力がよく鍛えられアレソレが解消

記憶している膨大な言葉のストックから反対語を探しだす作業で、記憶力がよく鍛えられます。探すときに言葉の意味を確認するので、認知力にも磨きがかかり、続ければ「アレソレ」がなくなります。

目標時間

50代まで	60代	70代以上
20分	30分	40分

正答数 /32問

かかった時間 分

C

① 近隣 ▶ □□

② 個人 ▶ □□

③ 奇数 ▶ □□

④ 加重 ▶ □□

⑤ 共同 ▶ □□

⑥ 原理 ▶ □□

⑦ 語尾 ▶ □□

⑧ 根本 ▶ □□

Cのリスト

体 数 単 用 枝 隔
語 軽 葉 幹 減 団
偶 独 応 遠

D

① 続落 ▶ □□

② 隆起 ▶ □□

③ 下痢 ▶ □□

④ 霊魂 ▶ □□

⑤ 随時 ▶ □□

⑥ 貧血 ▶ □□

⑦ 創業 ▶ □□

⑧ 些細 ▶ □□

Dのリスト

定 下 肉 続 血 秘
充 大 成 伸 便 重
守 体 時 沈

解答 C ①遠隔、②団体、③偶数、④軽減、⑤単独、⑥応用、⑦語幹、⑧枝葉
D ①続伸、②沈下、③便秘、④肉体、⑤定時、⑥充血、⑦守成、⑧重大

10日目 漢字熟語しりとり

実践日

月　日

難易度4★★★★☆

７つの漢字を使い、二字熟語をしりとりで作ります。できた二字熟語の右側の漢字が、次の二字熟語の左側の漢字になります。答えの最初と最後の漢字は１度しか使いません。うまくつながるように埋めてください。

❶ 形 当 肥 見 足 満 跡

肥		▶			▶			▶
		▶			▶		

❷ 転 衣 暗 浴 薬 入 服

暗		▶			▶			▶
		▶			▶		

❸ 分 肌 野 長 鳥 寿 身

分		▶			▶			▶
		▶			▶		

❹ 根 怠 児 惰 菜 性 園

怠		▶			▶			▶
		▶			▶		

❺ 考 食 意 定 思 査 創

		▶			▶	思		▶
		▶			▶		

❻ 解 防 生 消 誤 衛 錯

		▶			▶	解		▶
		▶			▶		

❼ 動 士 列 戦 整 挙 作

		▶			▶	挙		▶
		▶			▶		

❽ 着 風 背 水 陸 逆 上

		▶			▶	水		▶
		▶			▶		

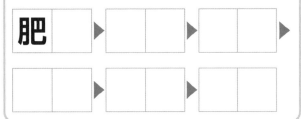

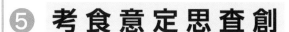

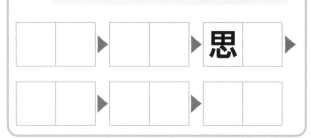

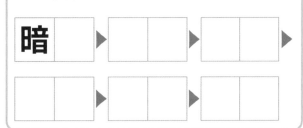

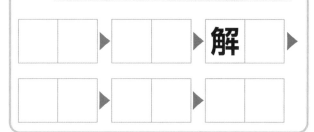

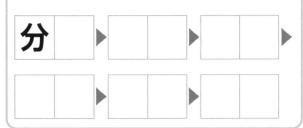

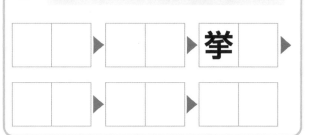

解答
❶肥満→満足→足跡→跡形→形見→見当、❷暗転→転入→入浴→浴衣→衣服→服薬、
❸分野→野鳥→鳥肌→肌身→身長→長寿、❹怠惰→惰性→性根→根菜→菜園→園児、
❺創意→意思→思考→考査→査定→定食、❻錯誤→誤解→解消→消防→防衛→衛生、
❼整列→列挙→挙動→動作→作戦→戦士、❽逆風→風水→水着→着陸→陸上→上背

脳活ポイント

言語中枢を一段と磨く!

熟語をしりとりのようにつなげて並べることで、言語中枢である側頭葉を活性化させる効果が期待できます。また、想起力と洞察力、情報処理力も大いに鍛えられます。

目標時間

50代まで	60代	70代以上
30分	45分	60分

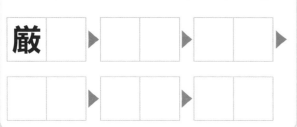

正答数 ／16問　　かかった時間 分

⑨ 頭 重 船 肉 厳 宝 皮

厳		▶			▶			▶
		▶			▶			

⑬ 屋 験 縮 内 小 体 気

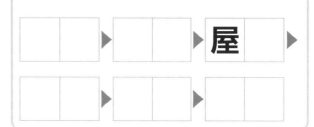

		▶			▶	屋		▶
		▶			▶			

⑩ 従 望 順 期 遠 待 延

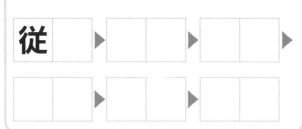

従		▶			▶			▶
		▶			▶			

⑭ 立 番 食 号 国 当 外

		▶			▶	号		▶
		▶			▶			

⑪ 井 快 籍 天 愉 晴 戸

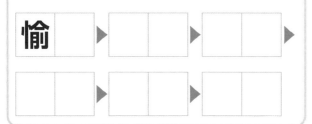

愉		▶			▶			▶
		▶			▶			

⑮ 光 鮮 日 新 明 沢 更

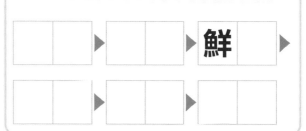

		▶			▶	鮮		▶
		▶			▶			

⑫ 夜 年 文 店 学 月 員

文		▶			▶			▶
		▶			▶			

⑯ 果 育 粉 担 成 保 汁

		▶			▶	育		▶
		▶			▶			

解答

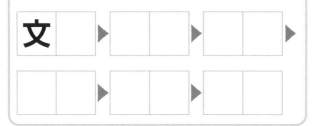

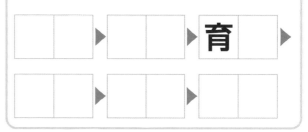

⑨厳重→重宝→宝船→船頭→頭皮→皮肉、⑩従順→順延→延期→期待→待望→望遠、
⑪愉快→快晴→晴天→天井→井戸→戸籍、⑫文学→学年→年月→月夜→夜店→店員、
⑬縮小→小屋→屋内→内気→気体→体験、⑭当番→番号→号外→外国→国立→立食、
⑮更新→新鮮→鮮明→明日→日光→光沢、⑯担保→保育→育成→成果→果汁→汁粉

11日目 熟語足し算パズル

実践日

月　日

難易度③★★★☆☆

各問題に、二字熟語の漢字がそれぞれ2分割した形で並んでいます。分割した二字の漢字を組み合わせ、元の二字熟語を解答欄に書き入れてください。問題に書き込まず、頭の中で組み合わせて考えましょう。

❶ 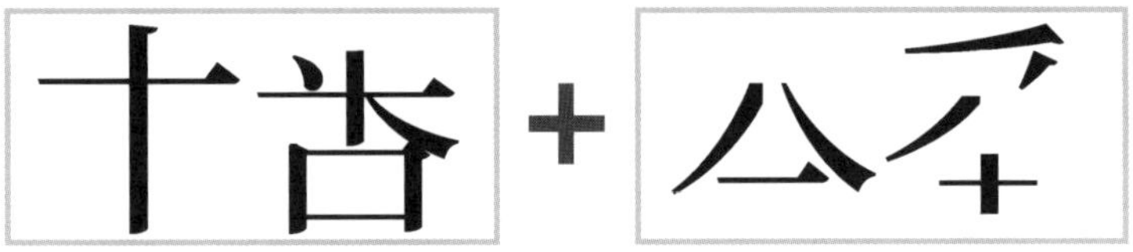 =

❷ 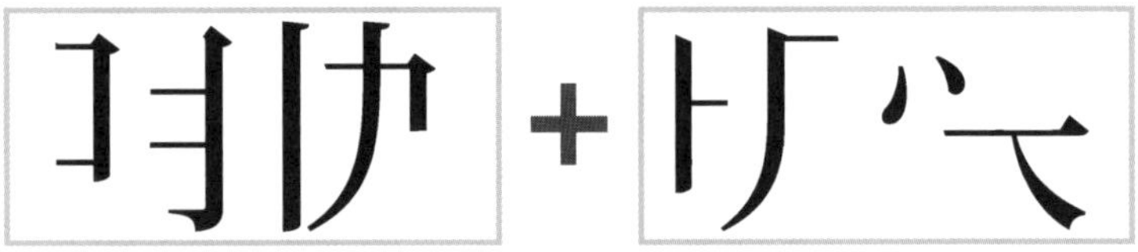 =

❸ 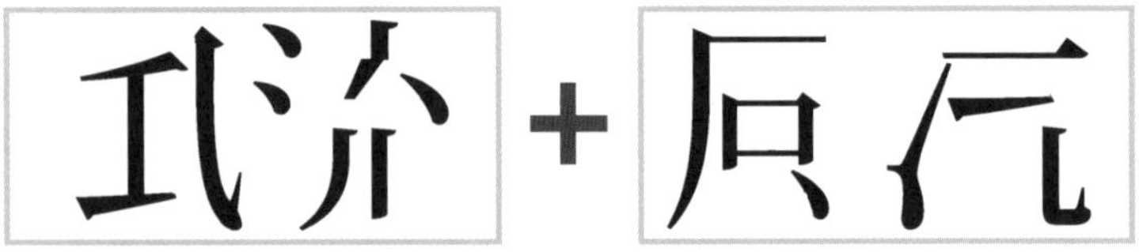 =

❹ 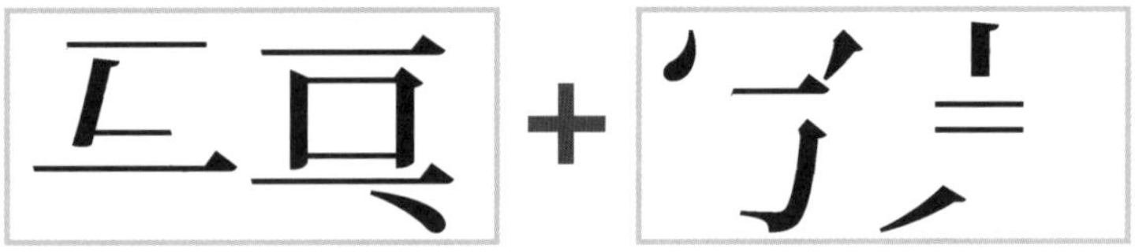 =

❺ 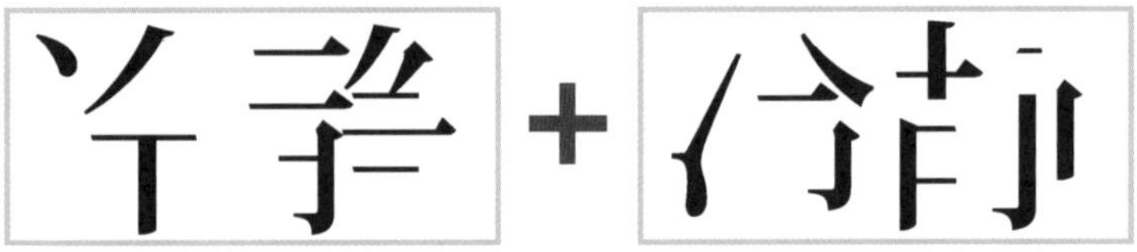 =

❻ 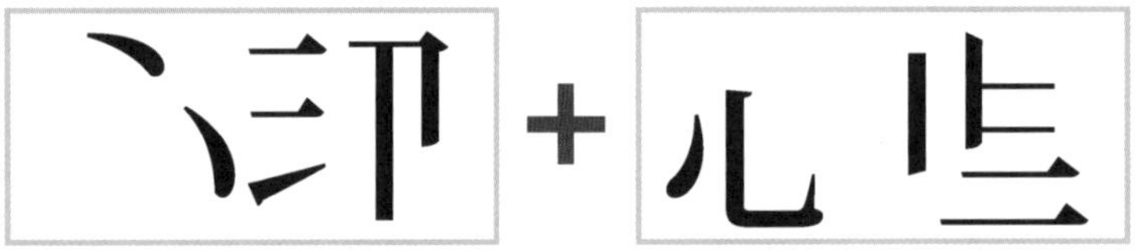 =

❼ 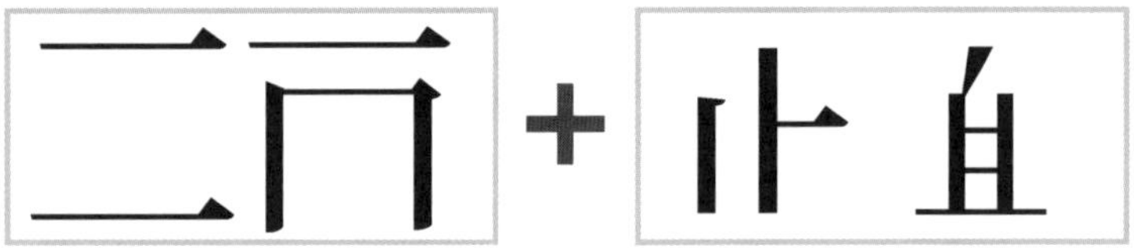 =

❽ 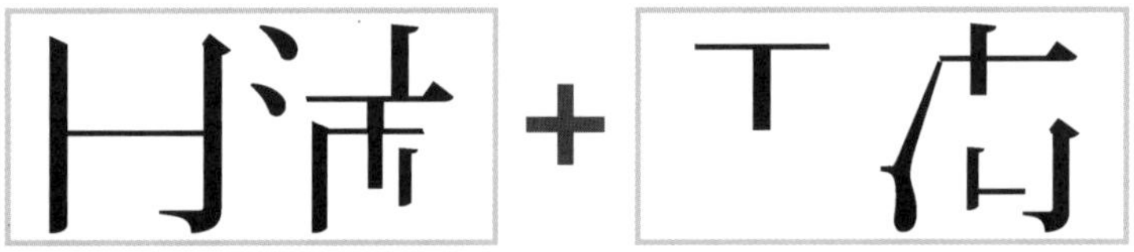 =

解答 ❶本番、❷明快、❸風流、❹写真、❺冷静、❻心理、❼正面、❽円満

脳活ポイント

空間認知力が磨かれる

分割された漢字を絵としてとらえ組み合わせるため、空間認知力が大いに刺激されます。また、それぞれの形を一時的に覚えておく記憶力も強まります。最終的に想像力を駆使して答えを導く複雑な問題です。

目標時間

50代まで	60代	70代以上
15分	25分	30分

正答数 ／16問　かかった時間 分

⑨ 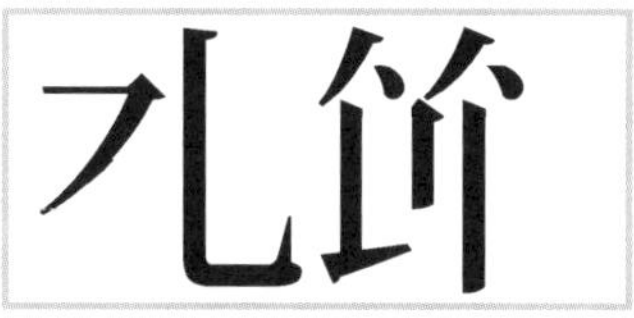 ＋ 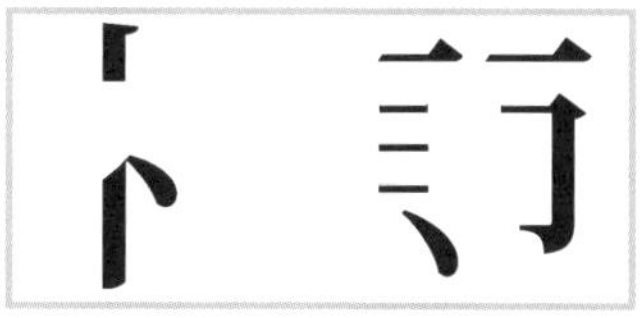 ＝

⑩ 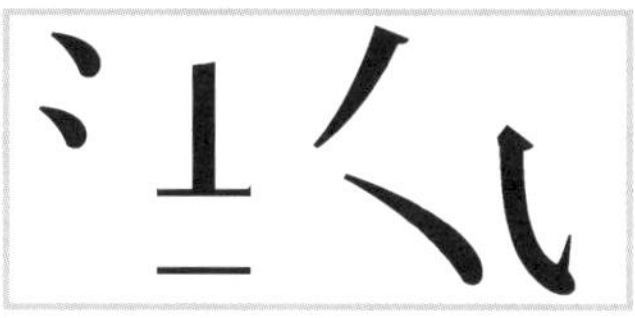 ＋ 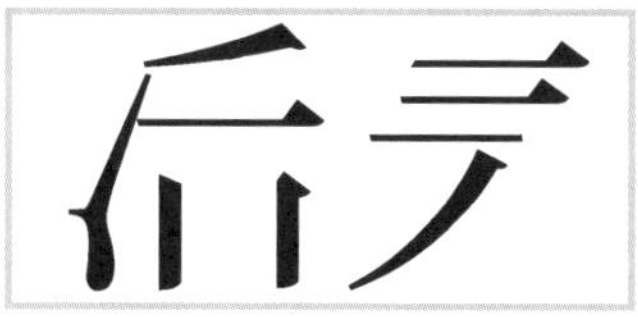 ＝

⑪ 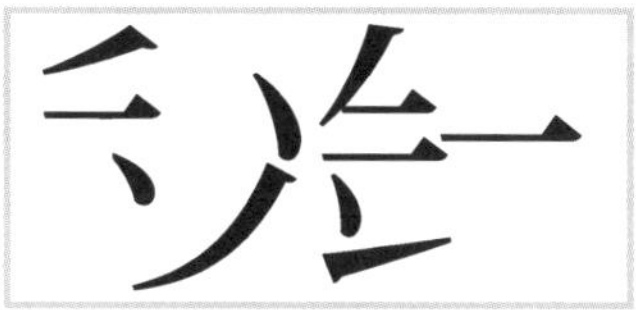 ＋ 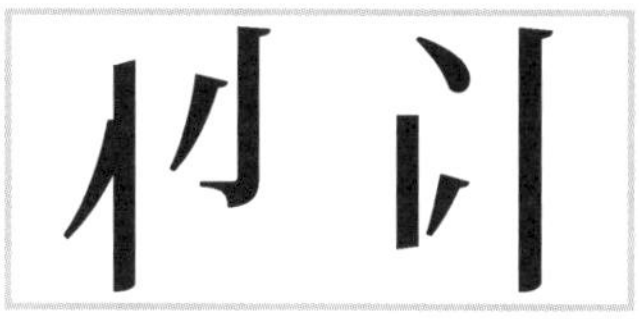 ＝

⑫ 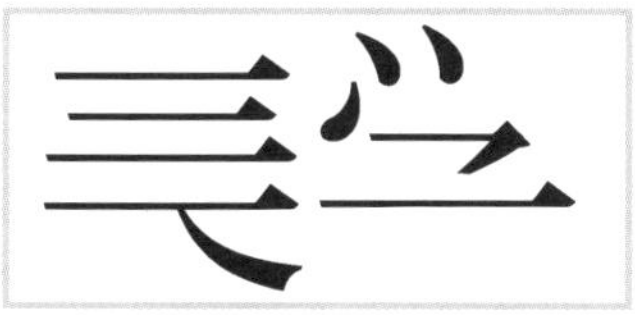 ＋ 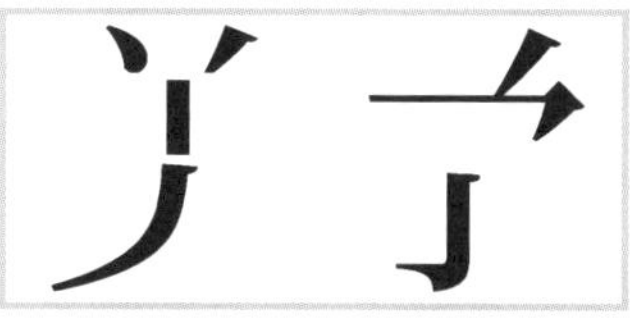 ＝

⑬ 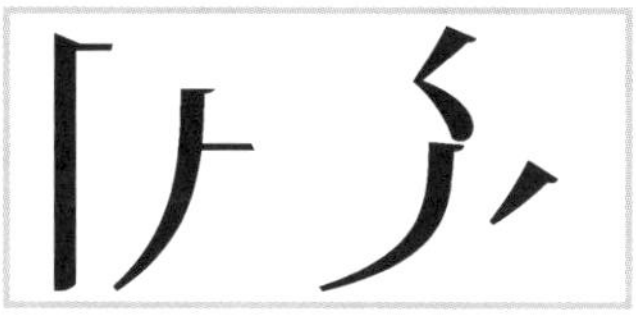 ＋ 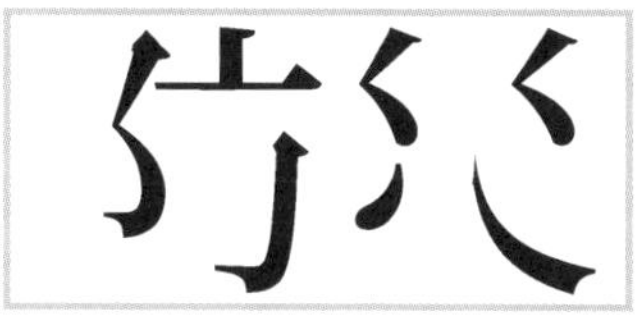 ＝

⑭ 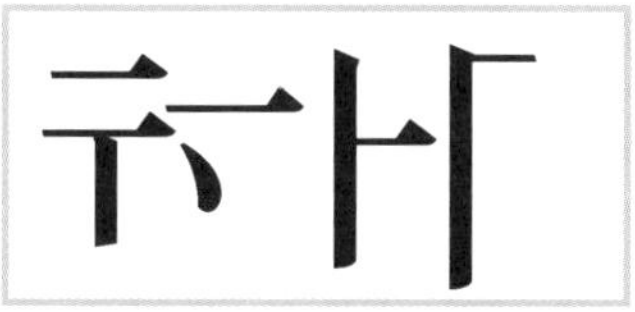 ＋ 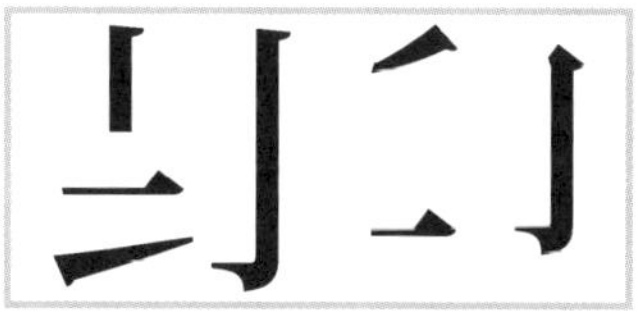 ＝

⑮ 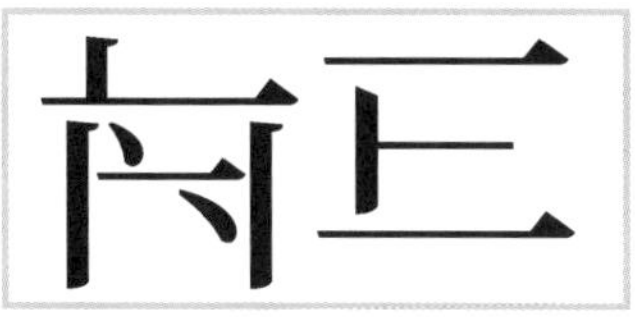 ＋ 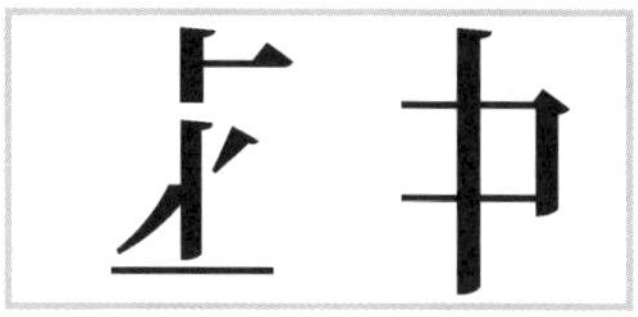 ＝

⑯ 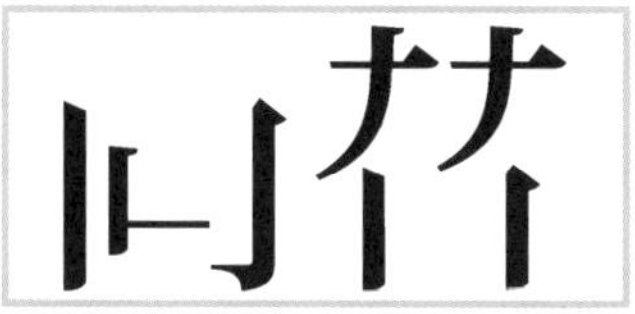 ＋ 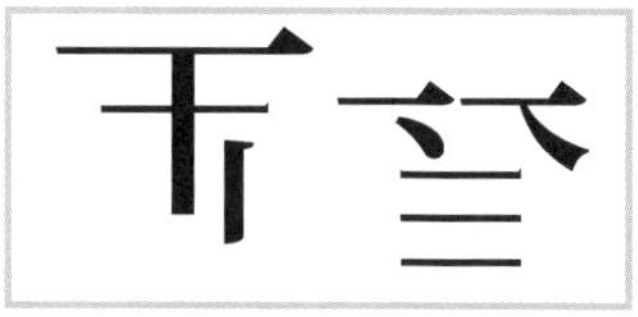 ＝

解答 ⑨礼節、⑩活気、⑪秒針、⑫美学、⑬防災、⑭封印、⑮歯車、⑯両替

12日目 漢字カード合わせ

実践日

月　日

難易度 4 ★★★★☆

漢字の書かれたカードがバラバラに置かれています。❶❷❺❻では3枚つなげてできる三字熟語、❸❹❼❽では4枚つなげてできる四字熟語を4組ずつ作ってください。わかりにくい漢字は推理してみましょう。

❶

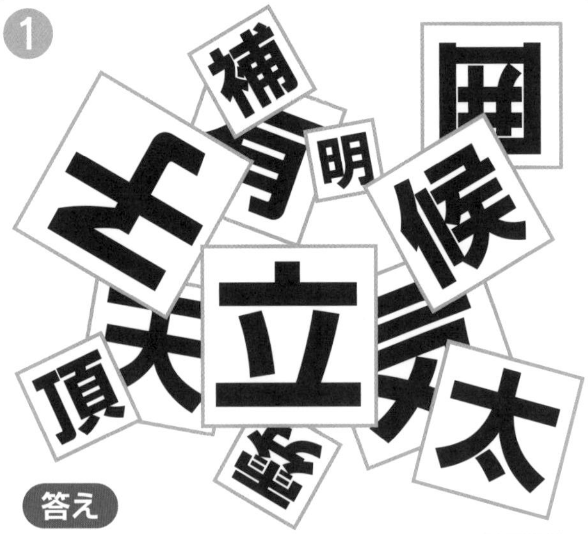

答え

❷

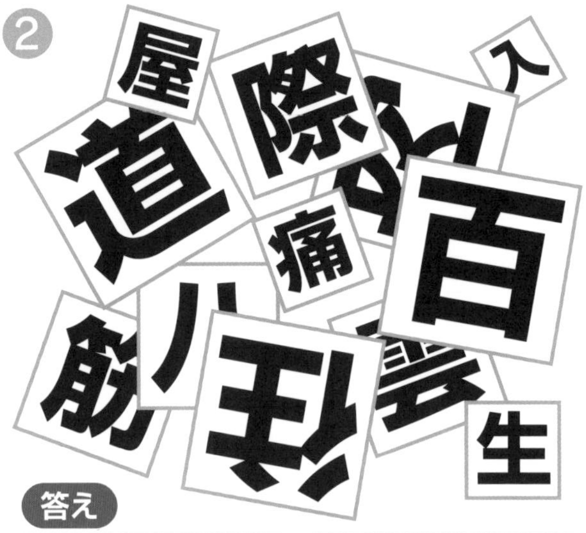

答え

❸

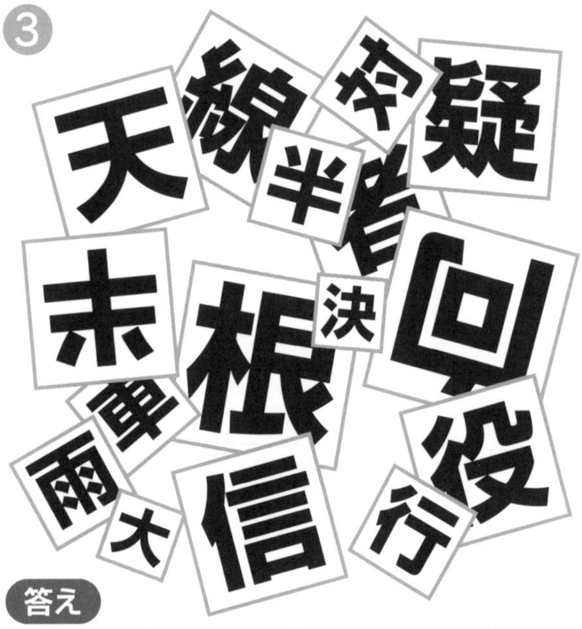

答え

❹

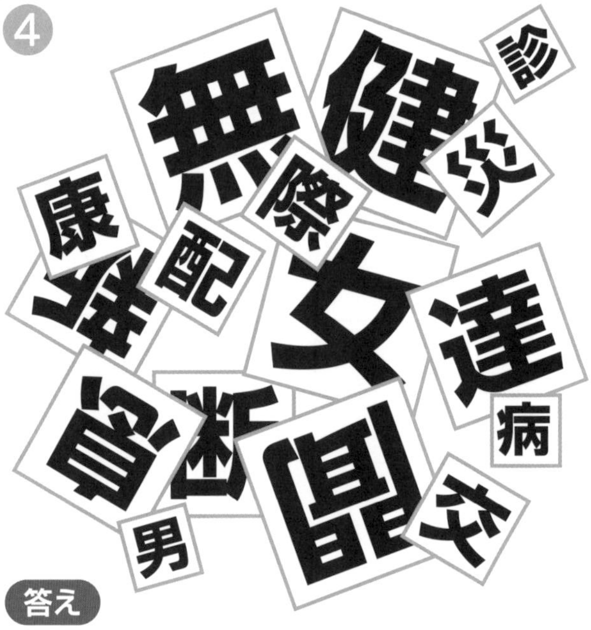

答え

解答 ❶立候補・明太子・雰囲気・有頂天、❷八百屋・往生際・入道雲・筋肉痛、❸対向車線・雨天決行・半信半疑・大根役者、❹男女交際・健康診断・新聞配達・無病息災（順不同）

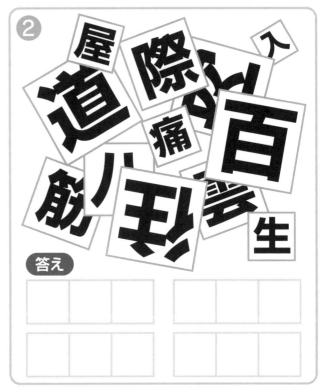

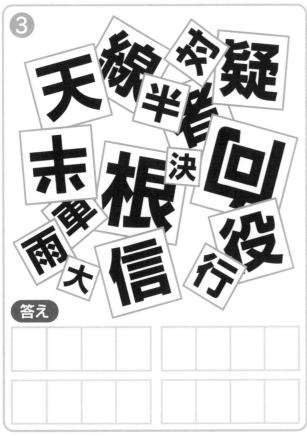

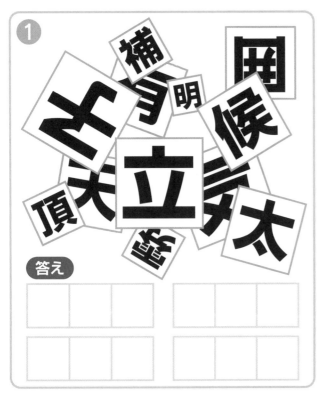

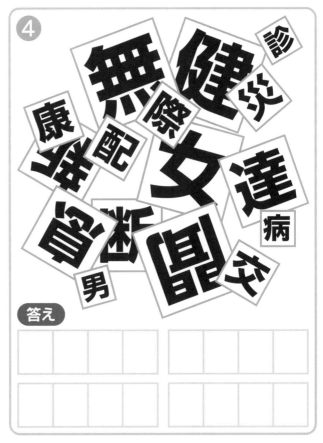

脳活ポイント

認知力が強化して記憶力も強まる

文字の大小や置かれている角度、隠れている部分などを理解するのに、認知力が使われて強化されます。そこから知っている熟語を見つけだすのに、記憶力も十分に使われて強まります。

目標時間

50代まで	60代	70代以上
20分	25分	30分

正答数　　／8問

かかった時間　　分

⑤

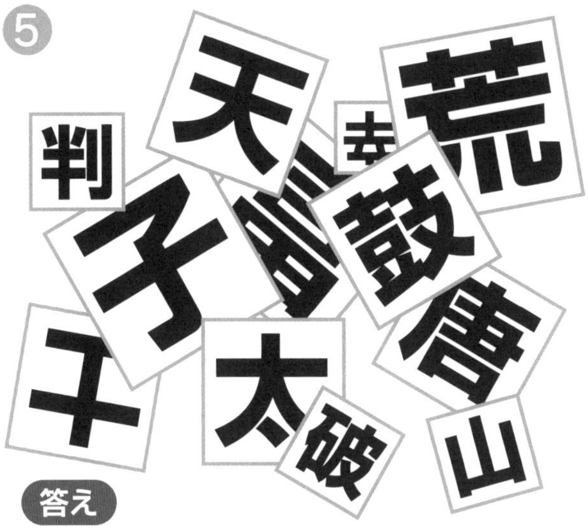

答え

⑥

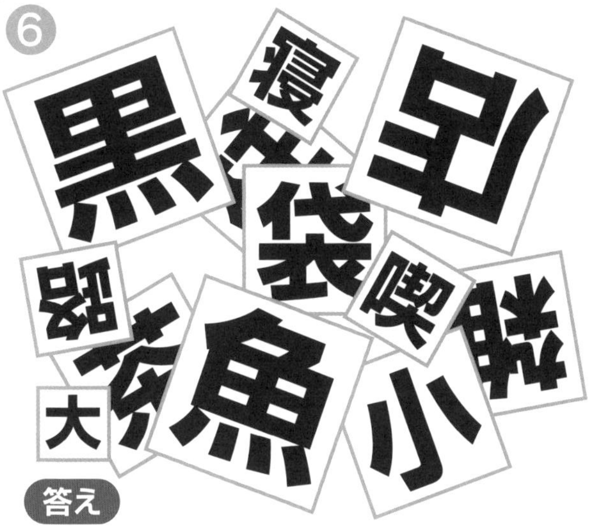

答え

⑦

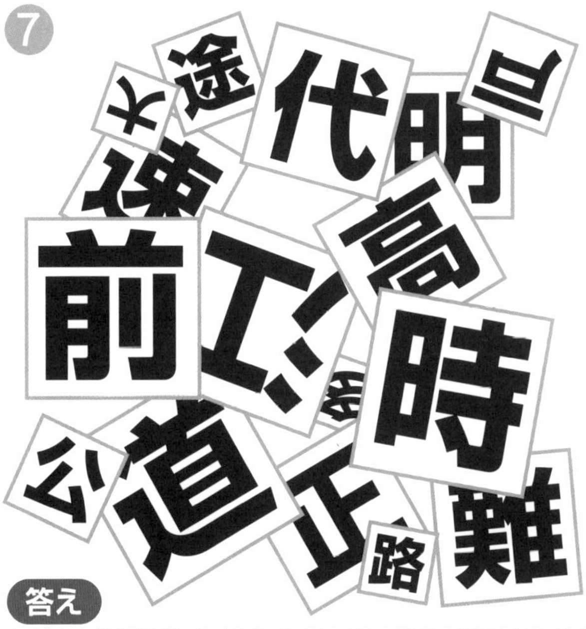

答え

⑧

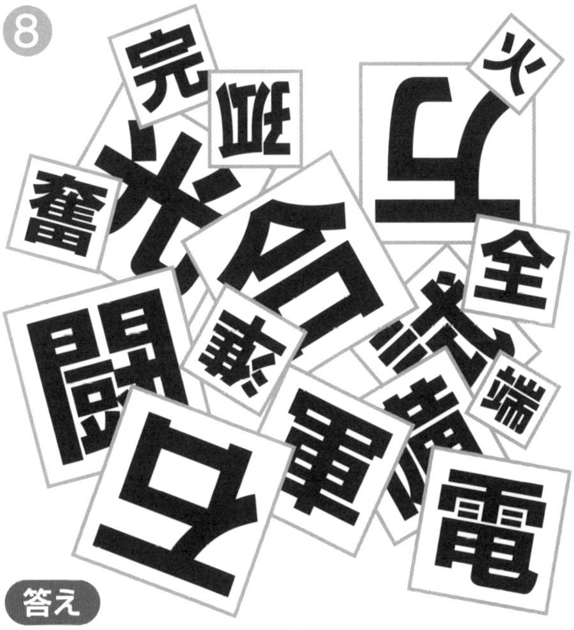

答え

解答　⑤唐辛子・富士山・太鼓判・破天荒、⑥喫茶店・大黒柱・雑魚寝・袋小路、⑦高速道路・江戸時代・前途多難・公明正大、⑧準備万端・完全試合・電光石火・孤軍奮闘（順不同）

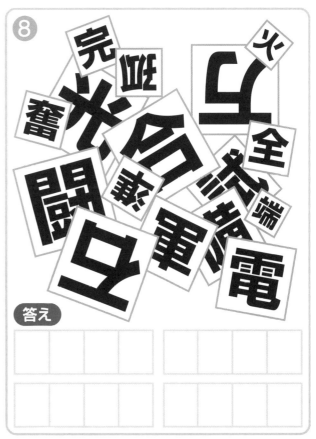

13日目 四字熟語推理クロス

実践日

月　日

難易度④★★★★☆

各問には４つの三字熟語が並んでいます。それぞれの三字熟語の空欄（□）①～④の漢字を組み合わせると四字熟語になるので、①～④に入る漢字を推理して解答欄に記入してください。

❶

還①金
①三盆
避③針
④世代

答え	①	②	③	④

❷

①本意
遺②書
③業家
紀④文

答え	①	②	③	④

❸

積①金
②勝手
輸③入
処④術

答え	①	②	③	④

❹

原①菌
結②論
分相③
警④器

答え	①	②	③	④

❺

①島県
原寸②
③意味
一④倒

答え	①	②	③	④

❻

大①石
用水②
不③脈
自④体

答え	①	②	③	④

❼

怪①人
隅②川
③換券
化粧④

答え	①	②	③	④

❽

好①心
②像力
青③井
脳④科

答え	①	②	③	④

❾

世界①
助太②
③替商
活④層

答え	①	②	③	④

解答　❶付和雷同、❷不言実行、❸立身出世、❹因果応報、❺広大無辺、❻理路整然、❼我田引水、❽奇想天外、❾一刀両断

脳活ポイント

推理力と言語中枢が発達する

最終的な答えを見つけるのに、いろいろな角度から問題を考える推理力が養えます。見慣れない三字熟語があれば、このさい記憶しましょう。言語中枢が刺激されて、日ごろの会話に語彙が増えるはずです。

目標時間

50代まで	60代	70代以上
20分	30分	40分

正答数　／18問　　かかった時間　分

⑩

①□統領
②□兄弟
代③□詞
④□度器

答え ① ② ③ ④

⑪

①□刊号
不注②□
熟練③□
④□婦仲

答え ① ② ③ ④

⑫

貴重①□
銀②□員
漢③□薬
④□義感

答え ① ② ③ ④

⑬

楽①□家
②□下鉄
③□駄足
慣④□句

答え ① ② ③ ④

⑭

水①□線
不死②□
重③□音
出世④□

答え ① ② ③ ④

⑮

遺失①□
②□積書
回③□魚
富士④□

答え ① ② ③ ④

⑯

十①□支
管理②□
胸③□寸
④□本家

答え ① ② ③ ④

⑰

角①□層
現②□味
金③□力
④□康美

答え ① ② ③ ④

⑱

救①□車
不退②□
③□滑降
水面④□

答え ① ② ③ ④

解答 ⑩大義名分、⑪創意工夫、⑫品行方正、⑬天地無用、⑭平身低頭、⑮物見遊山、⑯二人三脚、⑰質実剛健、⑱急転直下

14日目 漢字なぞなぞ

実践日

月　日

難易度④★★★★☆

各問には漢字１文字が答えになるなぞなぞが出題されています。問題文を読んで、どんな漢字が思い浮かぶか推測し、答えの欄に書いてください。下の解答にはなぜ、その漢字になるのかの理由が書かれています。

① 寺に来る人は誰でしょう？　答え

② 良い人の隣にいる獣といえば？　答え

③ 門の中で音を聞くと現れるものはなんでしょう？　答え

④ 王様が注目している漢字はなんでしょう？　答え

⑤ 強いところにいる生き物はなんでしょう？　答え

⑥ 石の皮をかぶった漢字はなんでしょう？　答え

⑦ 梅の木に水をかけると何になるでしょう？　答え

⑧ 愛の中にあるよりどころはなんでしょう？　答え

⑨ 頭がつきぬけると猿になる漢字といえば？　答え

⑩ 3日で人が集まるとやってくる季節はなんでしょう？　答え

解答

❶侍（人を意味するにんべん〈亻〉と〈寺〉を合わせる）、②狼（〈良〉い人の隣にいる獣〈犭〉と考える）、③闇（〈門〉の中に〈音〉を入れる）、④現（〈王〉がよく〈見〉ていると考える）、⑤虫（「強」の右下に〈虫〉の漢字）、⑥破（〈石〉と〈皮〉の漢字を合わせる）、⑦海（「梅」の〈木〉を、水を意味するさんずい〈氵〉に変える）、⑧心（「愛」の中には〈心〉の漢字がある）、⑨甲（「猿」は〈申〉の字で考える）、⑩春（〈人〉に〈三〉を重ね、〈日〉と合わせて縦に並べる）

脳活ポイント

柔軟な思考力を育む

クスッと笑いながらなぞなぞに取り組むことで、柔軟な思考力が育まれます。それに加え、想起力を鍛えられるほか、言語中枢の側頭葉が刺激されると考えられます。

目標時間

50代まで	60代	70代以上
20分	25分	35分

正答数　　／20問

かかった時間　　分

⑪ 可が2つ欠かせないものはなんでしょう？　答え

⑫ 喜怒哀楽のうち、ムッツリスケベなのはどれでしょう？　答え

⑬ 上に冠を載せた台に生えてくるものはなんでしょう？　答え

⑭ 4回、非がある人が背負うものはなんでしょう？　答え

⑮ 日から生まれるものはなんでしょう？　答え

⑯ 泥棒からの手紙「次は家財道具をいただく」。泥棒はなにを狙っているでしょう？　答え

⑰ 羊が大きくなるとできる漢字はなんでしょう？　答え

⑱ 薬の中はどんな色をしているでしょう？　答え

⑲ 米が90粒あるとできる漢字はなんでしょう？　答え

⑳「入」を鏡に映すと見えるものはなんでしょう？　答え

解答
⑪歌(〈可〉を縦に2つ並べて〈欠〉を横に並べる)、⑫怒(下に心〈シタゴコロ〉がある)、⑬苔(くさかんむり〈艹〉と〈台〉を縦に並べる)、⑭罪(〈四〉と〈非〉を縦に並べる)、⑮星(〈日〉と〈生〉を縦に並べる)、⑯皿(いただくを〈盗〉むと考える。〈盗〉むの下には〈皿〉の漢字がある)、⑰美(〈羊〉と〈大〉を縦に並べる)、⑱白(「薬」の中に〈白〉の漢字)、⑲粋(〈米〉の横に〈九〉と〈十〉を縦に並べる)、⑳人(「入」を鏡に映すと左右が反転し〈人〉になる)

15 日目 漢字ジグザグクロス

実践日

月　　日

難易度⑤★★★★★

リストの熟語を使って空白のマスを埋め、A～D、E～Hのマスの漢字で四字熟語を作ってください。各熟語の１文字めは数字のマスに、２文字め以降は１つ前の文字と上下左右に隣接するマスに入ります。

●例題 ※解答は85ページをご覧ください

1 国		2 荘	
4 滅			
5 日			3 民

リスト

1　国立公園
2　荘園領主
3　民主主義
4　滅私奉公
5　日本国民

①「国立公園」に着目すると、「立」「公」は、このマスにしか入らないことがわかります。
②「滅私奉公」の「私奉」、「日本国民」の「本国」もすぐ決まります。
③「荘園領主」の「園」は、「国立公園」と共通なので、ここに決まります。
④「領」は「園」の右と下の２通りが考えられますが、右に入れると「民主主義」が入らなくなるので、下に決まります。
このようにして、すべてのマスを埋めていきます。

●考え方

①

1 国	立	2 荘	
4 滅	公		
5 日			3 民

→ ②

1 国	立	2 荘	
4 滅	公		
私	奉		
5 日	本	国	3 民

→ ③

1 国	立	2 荘	
4 滅	公	園	
私	奉		
5 日	本	国	3 民

→ ④

1 国	立	2 荘	
4 滅	公	園	
私	奉	領	
5 日	本	国	3 民

❶

答え

A	B	C	D

1 栄	2 養	B	3 住		4 公			
	5 子		6 学	C		7 経		
8 組		9 山				10 電		
11 罪			12 信			13 精		14 複
	15 感			16 異				17 雑
	18 暗		19 前				20 商	
21 模		22 官			23 即			
24 索						D		
		25 大	A	26 物		27 家		

リスト

1　栄養士
2　養子縁組
3　住民登録
4　公定歩合
5　子沢山
6　学級文庫
7　経営統合
8　組織犯罪
9　山岳信仰
10　電力系統
11　罪悪感
12　信用金庫
13　精神力
14　複雑怪奇
15　感覚器官
16　異聞奇譚
17　雑貨商
18　暗中模索
19　前代未聞
20　商売繁盛
21　模擬試験
22　官製葉書
23　即時売買
24　索敵機
25　大富豪
26　物見遊山
27　家運隆盛

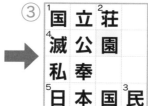

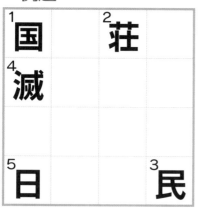

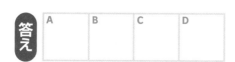

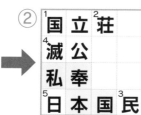

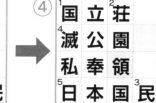

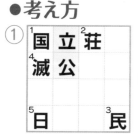

脳活ポイント

語彙力と直感力を圧倒的に強化!

数十個の三字熟語・四字熟語が用いられているので、語彙力の鍛錬に役立つとともに、直感力・判断力・思考力が圧倒的に強化されます。初めてだと難しく感じますが、解き方がわかるととても面白いパズルです。

目標時間

50代まで	60代	70代以上
30分	40分	50分

正答数	かかった時間
/2問	分

❷

答え

A	B	C	D		E	F	G	H

1 質			2 技			3 新	H		4 冷		5 食			6 鎖	
7 軽		A	8 合			9 流			10 輸	E		11 千		12 格	
13 最			14 能			15 火			16 現	17 一			18 猿		
19 守	20 小		21 聴	C		22 化			F	23 株				24 居	
	B	25 状		26 証				27 督		28 金				29 人	
30 大			31 熟		32 因					33 自			34 秘		35 基
36 福		37 配		38 試		39 結		40 私			41 学		42 時		
		43 線	D	44 行			45 指				46 実			47 謝	
	48 設		49 花			50 法		51 販			52 進	G	53 台		54 会
			55 火				56 学		57 会	58 経					
59 資					60 禁					61 学			62 上		

リスト

1 質実剛健
2 技術革新
3 新進気鋭
4 冷凍食品
5 食物連鎖
6 鎖帷子
7 軽薄短小
8 合成皮革
9 流体力学
10 輸入品
11 千鳥格子
12 格闘技
13 最短距離
14 能天気
15 火力発電
16 現場監督
17 一騎当千
18 猿芝居
19 守護大名
20 小康状態
21 聴診器
22 化学反応
23 株式配当
24 居留地
25 状況証拠
26 証明書
27 督促状
28 金属加工
29 人工芝
30 大福帳
31 熟慮断行
32 因果応報
33 自由参加
34 秘密基地
35 基礎代謝
36 福祉施設
37 配線敷設
38 試合結果
39 結婚指輪
40 私服警官
41 学生時代
42 時計台
43 線香花火
44 行儀作法
45 指導教官
46 実習生
47 謝恩会
48 設備投資
49 花鳥風月
50 法医学
51 販売促進
52 進行方向
53 台布巾
54 会社法
55 火気厳禁
56 学芸会
57 会議室
58 経営方針
59 資本主義
60 禁止令
61 学力向上
62 上達法

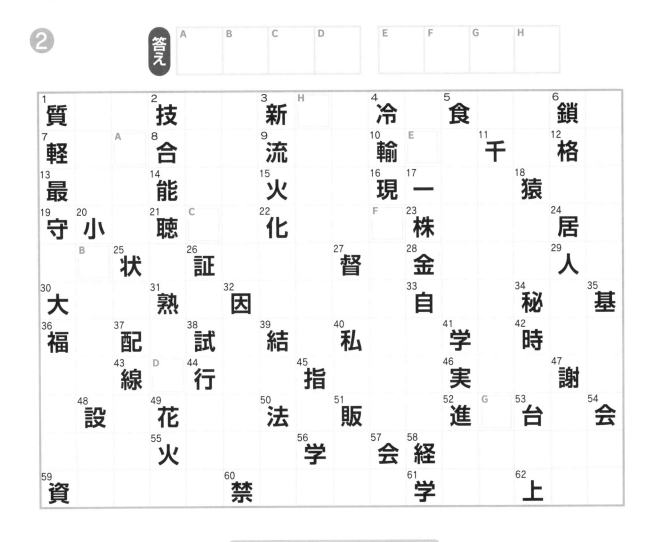

※解答は85ページをご覧ください

16日目 漢字使い分けドリル

実践日

月　　日

難易度❸★★★☆☆

各問、ひらがなで書かれた動詞をⒶとⒷの各文にある空欄部分に入れ、文の意味合いを考えたうえで、ひらがなを漢字に変換し、その漢字１字を空欄に書き入れてください。ⒶとⒷに入る漢字は違います。

❶ はなす

Ⓐ釣った魚を川に□す

Ⓑ事情を□す

答え Ⓐ□ Ⓑ□

❷ ならす

Ⓐ寒さに体を□らす

Ⓑ手の指を□らす

答え Ⓐ□ Ⓑ□

❸ おう

Ⓐ荷物を背中に□う

Ⓑ犯人を□う

答え Ⓐ□ Ⓑ□

❹ きく

Ⓐうわさを□く

Ⓑ気が□く

答え Ⓐ□ Ⓑ□

❺ おる

Ⓐ長い枝を□る

Ⓑ布を□る

答え Ⓐ□ Ⓑ□

❻ のぼる

Ⓐ朝日が□る

Ⓑマウンドに□る

答え Ⓐ□ Ⓑ□

❼ さす

Ⓐ将棋を□す

Ⓑ急な雨で傘を□す

答え Ⓐ□ Ⓑ□

❽ おくれる

Ⓐ完成が□れる

Ⓑ流行に□れる

答え Ⓐ□ Ⓑ□

解答 ❶Ⓐ放Ⓑ話、❷Ⓐ慣Ⓑ鳴、❸Ⓐ負Ⓑ追、❹Ⓐ聞Ⓑ利、❺Ⓐ折Ⓑ織、❻Ⓐ昇Ⓑ登 ❼Ⓐ指Ⓑ差、❽Ⓐ遅Ⓑ後

脳活ポイント

側頭葉を刺激し記憶力を鍛える!

問題文をよく読んで文脈を理解し、適切な漢字を選ぶ必要があるため、言語力をつかさどる側頭葉が刺激されます。それに伴い、記憶力や想起力も鍛えられると考えられます。

目標時間

50代まで	60代	70代以上
15分	25分	30分

正答数 ／16問　かかった時間 分

⑨ とる

Ⓐ高く上がった球を□る

Ⓑ多数決を□る

答え Ⓐ□ Ⓑ□

⑩ する

Ⓐ名刺を□る

Ⓑマッチを□る

答え Ⓐ□ Ⓑ□

⑪ やさしい

Ⓐこの問題は□しい

Ⓑ彼女はとても□しい

答え Ⓐ□ Ⓑ□

⑫ せめる

Ⓐ敵を□める

Ⓑ落ち度を□める

答え Ⓐ□ Ⓑ□

⑬ とめる

Ⓐ彼を家に□める

Ⓑ心に□める

答え Ⓐ□ Ⓑ□

⑭ つく

Ⓐ杖を□く

Ⓑ指定された駅に□く

答え Ⓐ□ Ⓑ□

⑮ うえる

Ⓐ球根を□える

Ⓑ親の愛情に□える

答え Ⓐ□ Ⓑ□

⑯ ほる

Ⓐモグラが穴を□る

Ⓑ仏像を□る

答え Ⓐ□ Ⓑ□

解答 ⑨Ⓐ捕Ⓑ採、⑩Ⓐ刷Ⓑ擦、⑪Ⓐ易Ⓑ優、⑫Ⓐ攻Ⓑ責、⑬Ⓐ泊Ⓑ留、⑭Ⓐ突Ⓑ着、⑮Ⓐ植Ⓑ飢、⑯Ⓐ掘Ⓑ彫

17日目 二字熟語クロス

実践日
月　日

難易度4★★★★☆

下のリストから、上下左右にある漢字と組み合わせて二字熟語を４つ作れる漢字を選び、中央のマスに記入します。ページごとに16問すべて解いたら、リストに残った４字の漢字から四字熟語を作ってください。

①

	大	
陸		手
	義	

②

	願	
司		道
	写	

③

	夢	
背		立
	華	

④

	親	
絶		代
	番	

⑤

	入	
温		衣
	場	

⑥

	家	
敬		材
	体	

⑦

	作	
憲		度
	外	

⑧

	目	
農		味
	指	

⑨

	着	
制		装
	用	

⑩

	面	
部		寿
	所	

⑪

	文	
鮮		確
	日	

⑫

	寝	
足		尾
	脳	

⑬

	銀	
運		口
	童	

⑭

	射	
薄		先
	福	

⑮

	残	
記		力
	仏	

⑯

	眼	
地		根
	技	

①～⑯のリスト

河	服	幸	人	球	子	書
中	具	交	法	君	長	首
浴	薬	念	聖	明	奥	

⑰ 四字熟語の答え

答え

解答 ①奥、②書、③中、④交、⑤浴、⑥具、⑦法、⑧薬、⑨服、⑩長、⑪明、⑫首、⑬河、⑭幸、⑮念、⑯球、⑰〈四字熟語の答え〉聖人君子

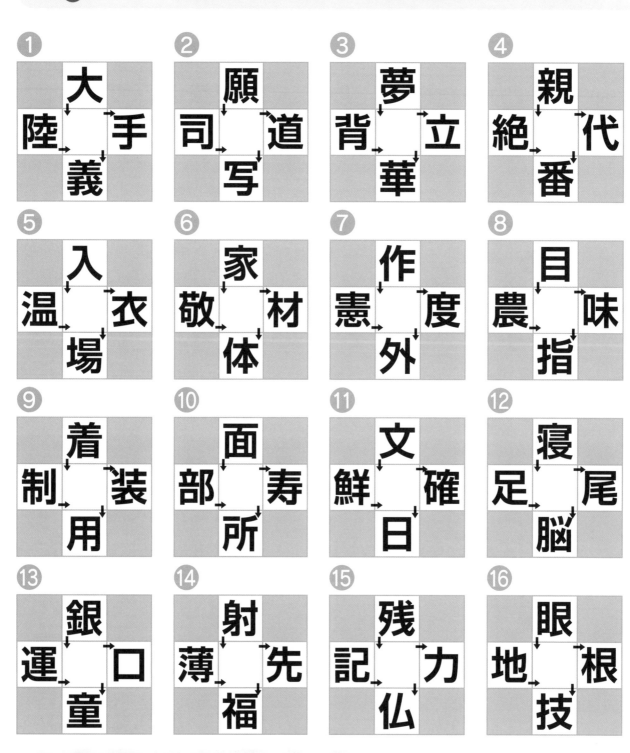

脳活ポイント

思考力と想起力を磨く！

４つの二字熟語に共通する漢字を探すのに必要な思考力や想像力・洞察力や、漢字を思い出す想起力が養われると考えられます。また、漢字力や語彙力を向上させる効果も期待できるでしょう。

目標時間

50代まで	60代	70代以上
25分	35分	45分

正答数 ／34問　かかった時間 分

⑱
	白	
木	□	粉
	拓	

⑲
	明	
詳	□	胞
	菌	

⑳
	留	
見	□	園
	芸	

㉑
	油	
影	□	本
	馬	

㉒
	客	
達	□	察
	光	

㉓
	展	
打	□	催
	花	

㉔
	映	
区	□	家
	面	

㉕
	簡	
清	□	癖
	白	

㉖
	出	
本	□	号
	犬	

㉗
	有	
奏	□	果
	率	

㉘
	命	
幸	□	河
	送	

㉙
	補	
勉	□	行
	引	

㉚
	善	
粗	□	魔
	気	

㉛
	立	
硬	□	遣
	手	

㉜
	大	
治	□	心
	値	

㉝
	報	
赤	□	路
	場	

⑱～㉝のリスト

安	火	派	山	画	運	絵
番	道	効	強	学	潔	細
開	魚	林	悪	風	観	

㉞ 四字熟語の答え

答え □□□□

解答 ⑱魚、⑲細、⑳学、㉑絵、㉒観、㉓開、㉔画、㉕潔、㉖番、㉗効、㉘運、㉙強、㉚悪、㉛派、㉜安、㉝道、㉞＜四字熟語の答え＞風林火山

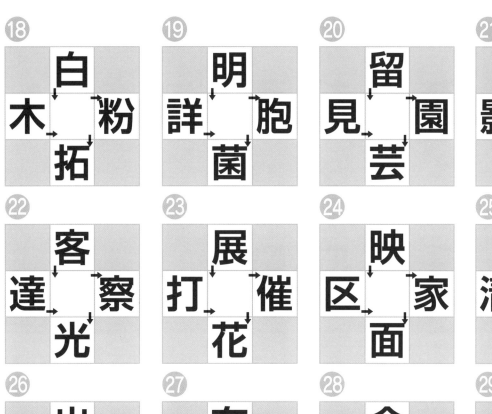

18日目 四字熟語ブロック

実践日

月　日

難易度③★★★☆☆

各問に６個の四字熟語を構成する24個の漢字がブロックごとに隠れています。それぞれの四字熟語ごとに線で囲み、隠れている６個の四字熟語を解答欄にすべて書き出してください。

❶

乱	繚	花	風	起	死
花	百	月	鳥	生	薪
果	応	報	戴	回	臥
因	不	天	倶	嘗	胆

①
②
③
④
⑤
⑥

❷

初	適	材	適	方	品
志	徹	所	正	行	心
貫	一	遇	錯	誤	誠
載	千	試	行	誠	意

①
②
③
④
⑤
⑥

脳活ポイント

直感力や注意力が向上！

縦４マス×横６マスに並んだ漢字の中から四字熟語を探し出すことで、直感力や注意力が著しく向上します。また、語彙力や想起力を鍛える効果も大いに期待できます。

目標時間

50代まで	60代	70代以上
15分	20分	30分

正答数 ／24問

かかった時間 分

③

暗	鬼	横	門	出	外
疑	心	縦	尽	不	生
実	有	無	穏	平	托
無	名	無	事	蓮	一

①
②
③
④
⑤
⑥

④

言	道	語	葉	末	枝
天	動	断	節	実	質
驚	明	山	紫	踏	健
地	水	未	人	前	剛

①
②
③
④
⑤
⑥

※解答は86ページをご覧ください

熟語ルーレット

実践日

月　　日

難易度④★★★★☆

中央の漢字とその周囲のひらがなを組み合わせて言葉を作り、漢字で答えてください。漢字が使われる場所は各問で違いますが、ひらがなは時計回りに読みます。解答が小文字でも大文字で表記されています。

①
え
う　素　い
よ

答え

②
き
み　賞　げ
ん

答え

③
う　あ
よ　天　お
じ

答え

④
せ　ん
つ　勝　て
ひ

答え

⑤
だ　ん
ん　法　ろ
さ　ん

答え

⑥
い　け
か　記　ん
や　し

答え

⑦
つ　ち
ぶ　心　ゆ
ん　じ　う

答え

⑧
う　れ
よ　大　つ
ぎ　み
う　よ

答え

⑨
よ　つ
ち　か
い　角　く
け　ん　さ

答え

解答 ①栄養素、②賞味期限、③青天丼、④先手必勝、⑤三段論法、⑥記者会見、⑦中心人物、⑧大行列、⑨直角三角形

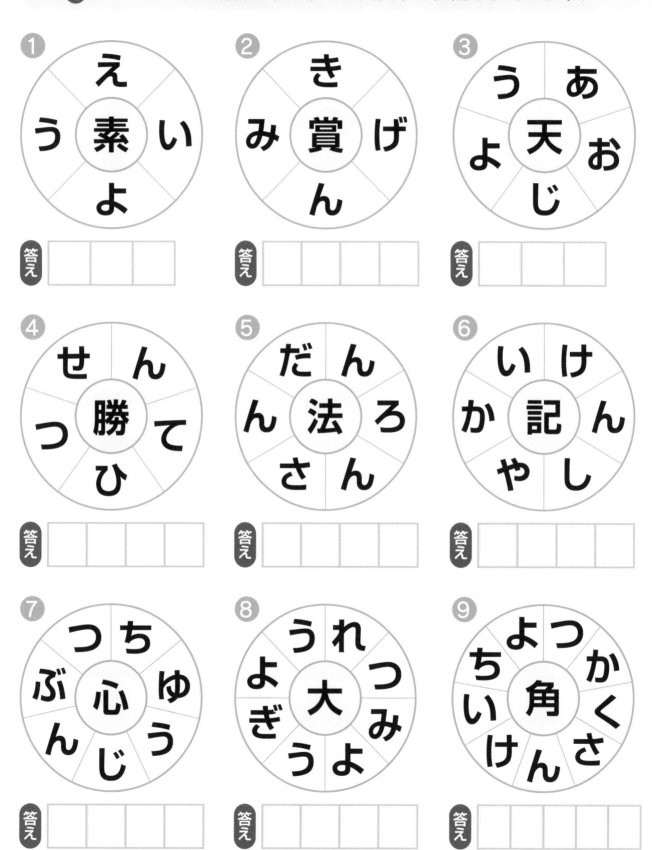

脳活ポイント

空間認識力がアップ!

漢字とひらがなを組み合わせて言葉を作るさいに、思考力と発想力が養われます。また、言葉ができるように区切りを考えていく必要があるので、空間認識力のアップにも役立ちます。

目標時間

50代まで	60代	70代以上
20分	30分	40分

正答数 /18問　かかった時間 分

⑩ 紙：う、が、ん、ほ

答え □□□

⑪ 秋：ら、く、せ、ん

答え □□□

⑫ 力：た、い、し、ど、う

答え □□□□

⑬ 気：う、て、ん、よ、ほ

答え □□□□

⑭ 模：ん、げ、ん、よ、う、に

答え □□□□

⑮ 情：う、か、ん、い、に、ゆ

答え □□□□

⑯ 射：じ、よ、う、け、ん、は、ん

答え □□□□

⑰ 在：け、い、げ、ん、し、ん、こ、う

答え □□□□□

⑱ 駐：し、や、じ、よ、う、り、つ、た、い

答え □□□□□

解答
⑩方眼紙、⑪千秋楽、⑫動体視力、⑬天気予報、⑭人間模様、
⑮感情移入、⑯条件反射、⑰現在進行形、⑱立体駐車場

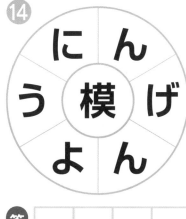

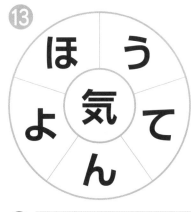

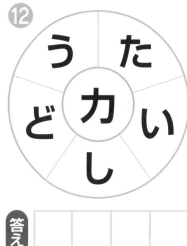

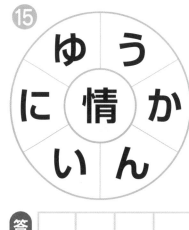

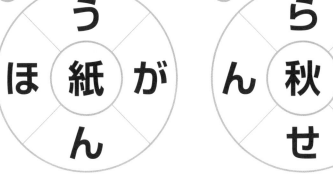

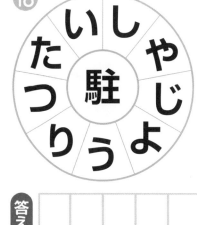

20日目 チラリ四字熟語

実践日

月　日

難易度❸★★★☆☆

各問、漢字が４個バラバラに並んでいますが、漢字の一部分しか見えていません。それぞれの漢字を推測し、四字熟語になるよう並べ替えてください。各ページのリストにある36文字の漢字が使われています。

❶〜❾のリスト

無	雷	鬼	散	触	我	霧	異	尽	大	玉	曲
敵	一	同	同	和	混	水	疑	田	石	胆	心
即	付	雲	暗	横	発	引	不	縦	交	工	消

❶
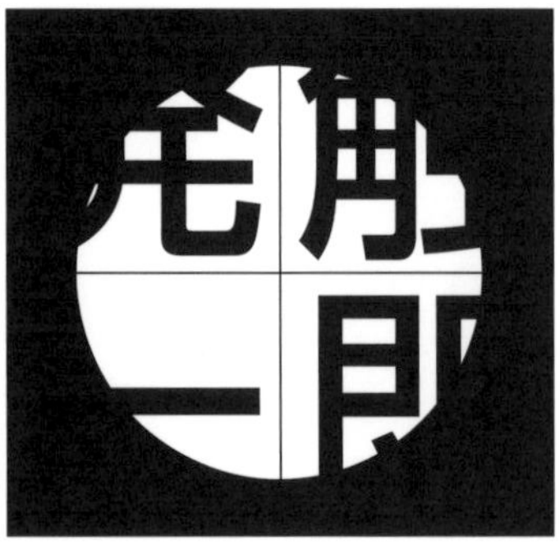
答え

❷
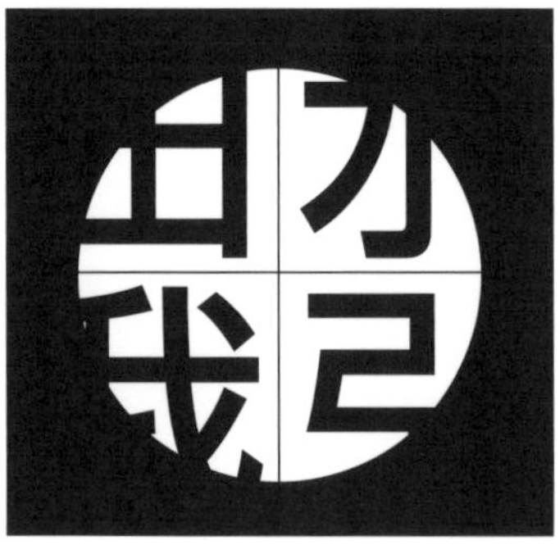
答え

❸
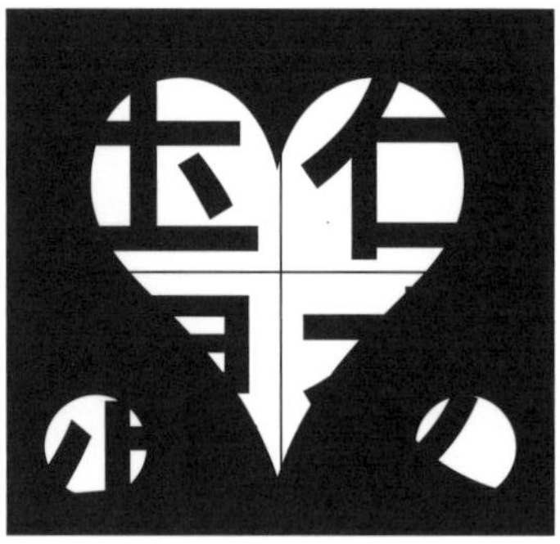
答え

❹
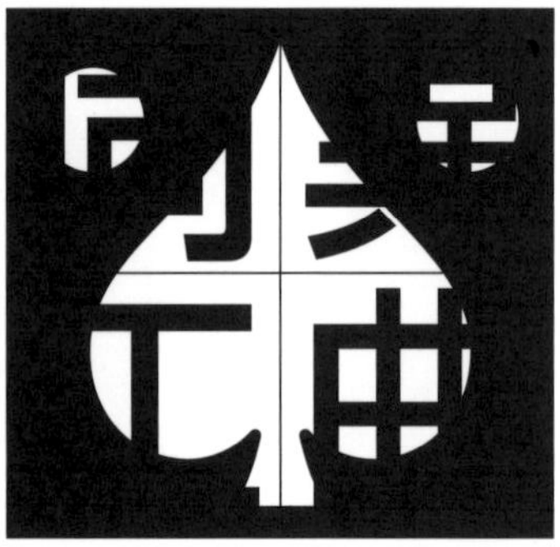
答え

❺
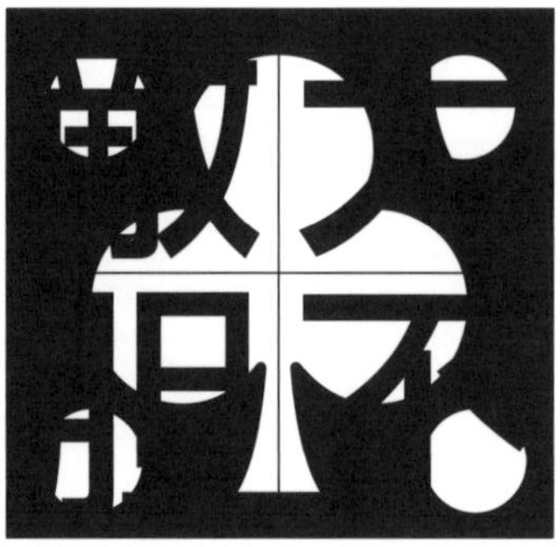
答え

❻
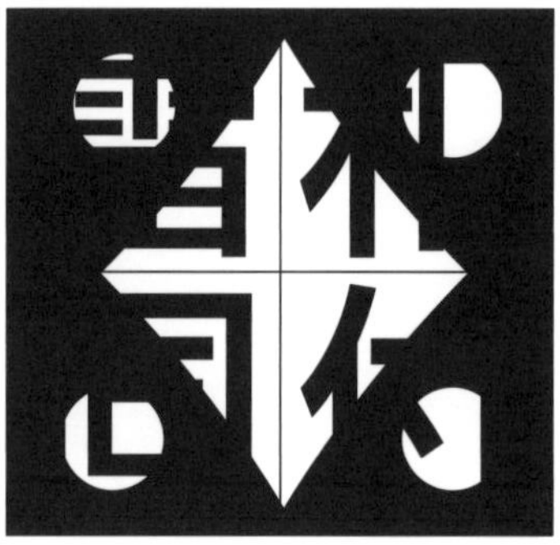
答え

❼
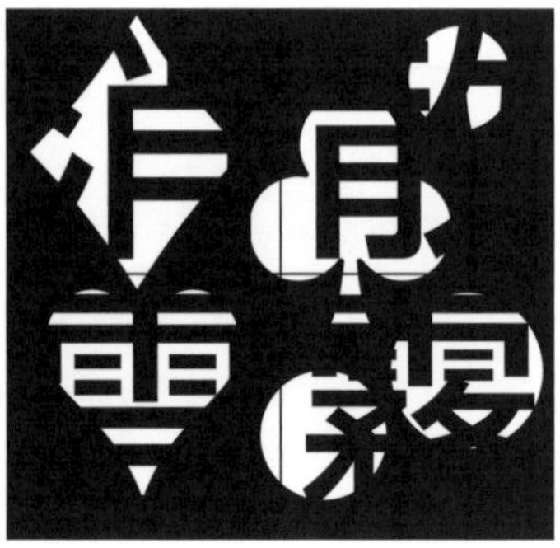
答え

❽
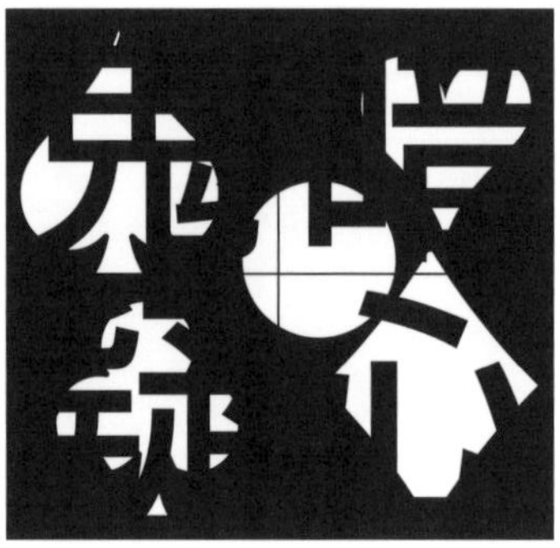
答え

❾
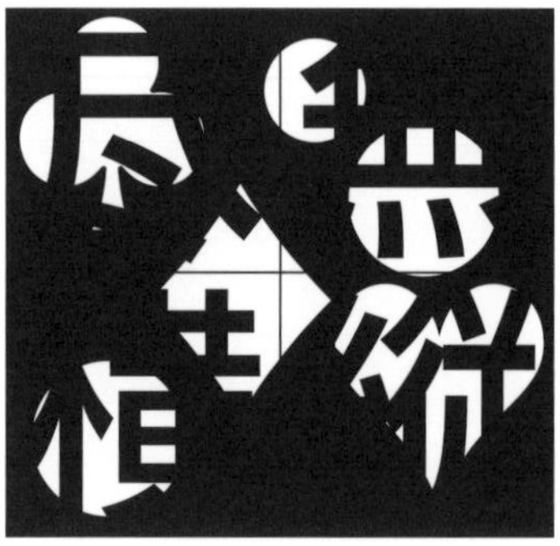
答え

解答 ❶一触即発、❷我田引水、❸玉石混交、❹同工異曲（異曲同工もOK）、❺大胆不敵、❻付和雷同、❼雲散霧消、❽疑心暗鬼、❾縦横無尽

脳活ポイント

想起力やイメージ力を鍛錬

穴からチラリと見えている４つの漢字から全体を推測することで、脳のイメージ力や想起力が鍛えられます。また、注意力や推理力、直感力を養うこともできると考えられます。

目標時間

50代まで	60代	70代以上
20分	25分	30分

正答数　／18問

かかった時間　分

⑩～⑱のリスト

大	朝	顔	滅	者	栄	器	主	令	尾	一	枯
倒	代	支	竜	前	裂	盛	頭	転	暮	必	蛇
改	破	衰	盛	成	衰	客	聞	笑	離	晩	未

⑩
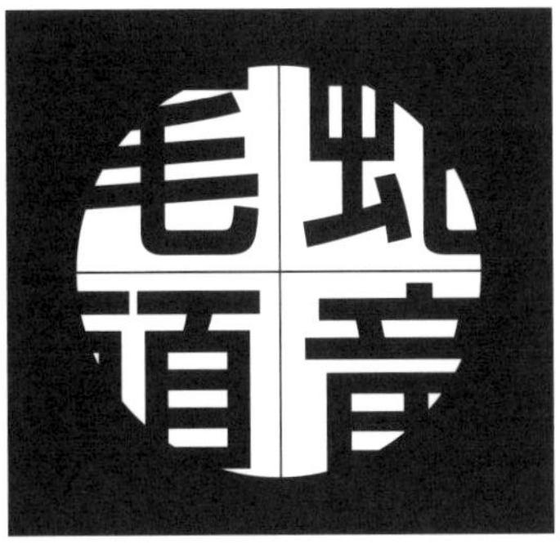
答え

⑪
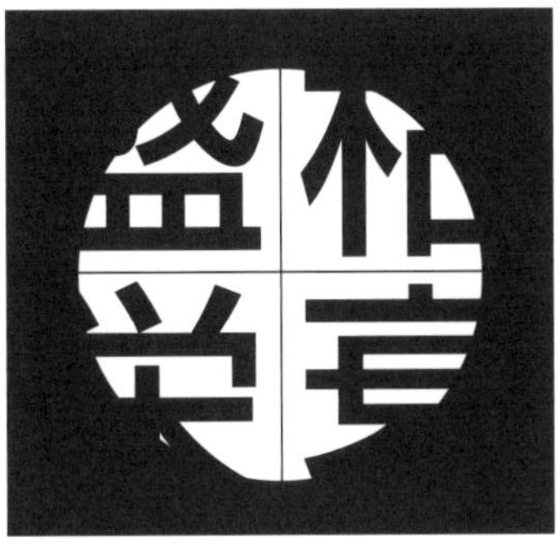 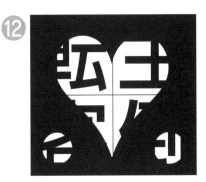
答え

⑫

答え

⑬
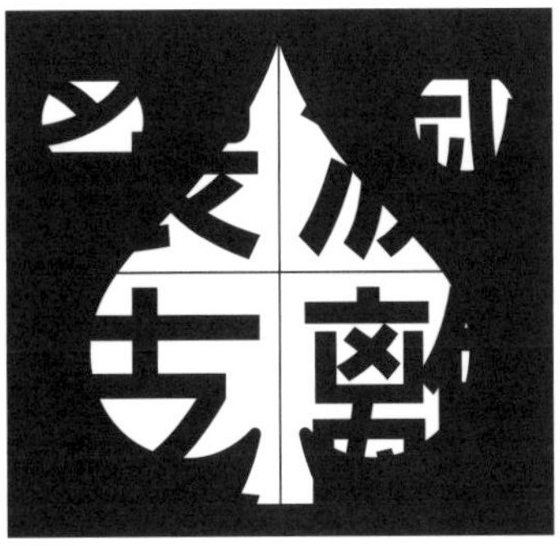
答え

⑭
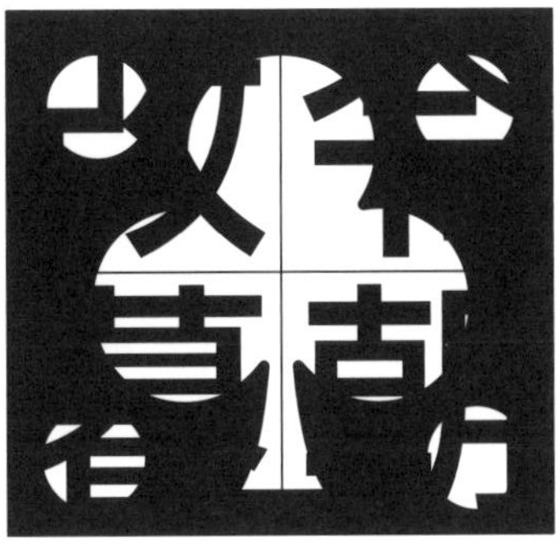
答え

⑮
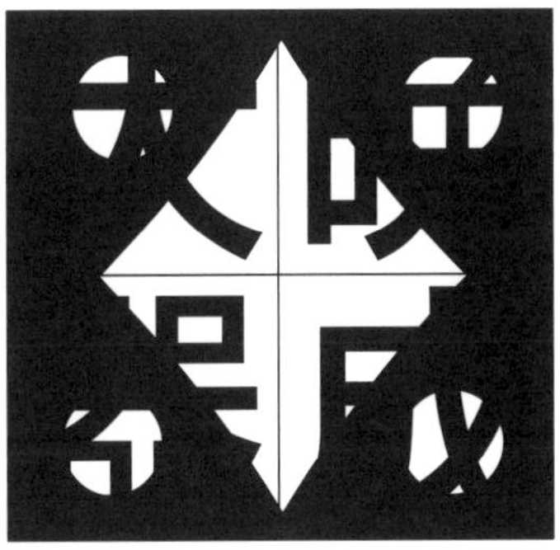
答え

⑯
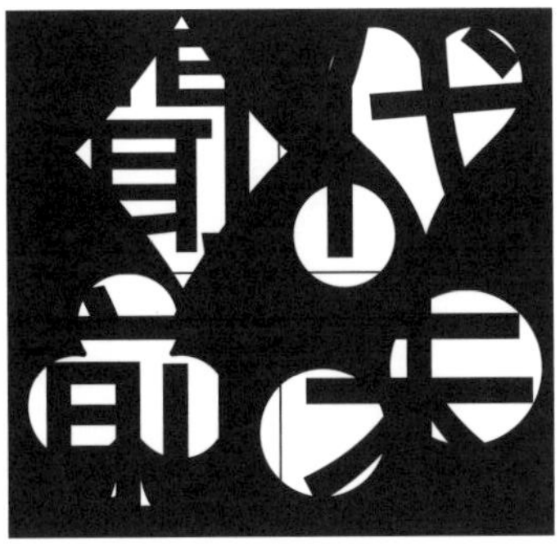
答え

⑰
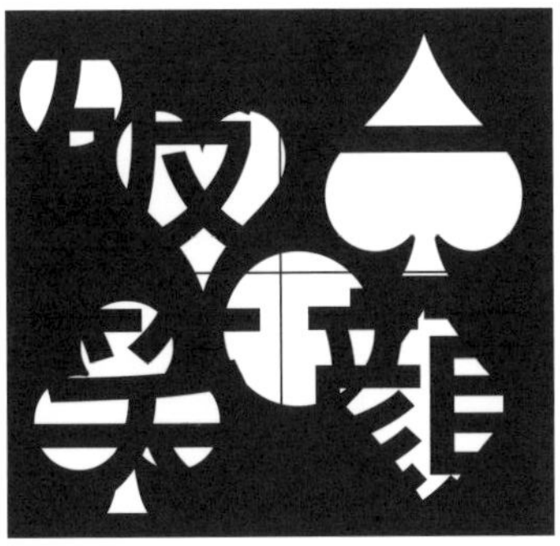
答え

⑱
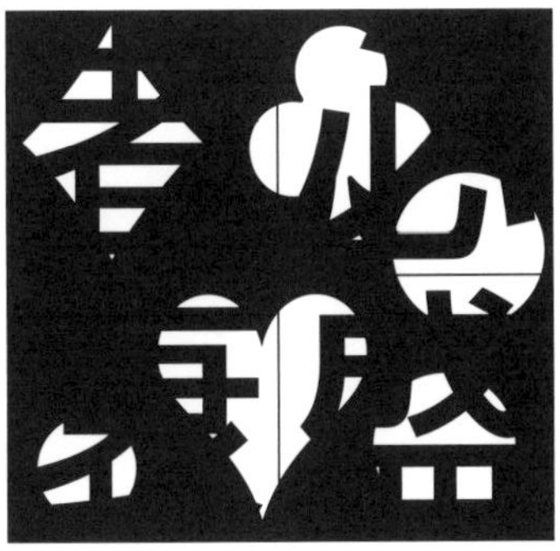
答え

解答 ⑩竜頭蛇尾、⑪栄枯盛衰、⑫主客転倒、⑬支離滅裂、⑭朝令暮改、⑮大器晩成、⑯前代未聞、⑰破顔一笑、⑱盛者必衰

21日目 三字熟語穴うめ推理

実践日
月　日

難易度④★★★★☆

三字熟語の真ん中の１字が抜けた形で２つ提示されています。左右の漢字から推理して中央のマスをうめ、残り１マスにはリストから選んだ漢字を書き入れ、縦に読める三字熟語を作りましょう。

①
　□
心□図
低□圧

②
　□
無□文
氷□下

③
腕□慢
運□手
　□

④
　□
土□座
市□村

⑤
村□分
　□
延□戦

⑥
絵□記
　□
後□人

⑦
　□
植□鉢
珍□中

⑧
原□景
雪□酒
　□

⑨
　□
運□靴
小□家

⑩
深□魚
潜□艦
　□

⑪
等□大
時□劇
　□

⑫
　□
一□岩
毒□家

⑬
　□
立□感
讃□歌

⑭
集□成
未□用
　□

⑮
賛□者
　□
一□涯

⑯
　□
欧□化
飲□店

①～⑯のリスト

館	二	地	鶏	浴	窓	並	玄
肉	車	静	紅	百	和	金	城

解答 ①静電気、②紅一点、③自転車、④城下町、⑤八百長、⑥日和見、⑦並木道、⑧風見鶏、⑨地動説、⑩海水浴、⑪身代金、⑫二枚舌、⑬肉体美、⑭大使館、⑮同窓生、⑯玄米食

脳活ポイント

記憶力がフル回転して認知力も向上

三字熟語のまん中の文字を考えるのに、記憶力がフル回転します。正解がわかったときには、その熟語について意味や形状を頭に描くので、認知力も同時に鍛えられます。

目標時間

50代まで	60代	70代以上
25分	30分	40分

正答数 ／32問　かかった時間 分

⑰
第□者
調□料
　□

⑱
少□化
留□番
　□

⑲
　□
最□少
鉛□画

⑳
安□感
　□
無□力

㉑
十□番
五□塔
　□

㉒
思□期
紙□重
　□

㉓
　□
仙□市
真□頂

㉔
除□車
　□
挑□状

㉕
　□
地□水
握□会

㉖
主□公
　□
電□賃

㉗
従□妹
大□所
　□

㉘
値□金
　□
弦□器

㉙
　□
手□料
準□勝

㉚
宣□師
　□
投□箱

㉛
解□感
非□税
　□

㉜
対□策
面□官
　□

⑰～㉜のリスト

後	屋	意	科	秋	桜	番	口
多	線	万	肌	間	歌	合	力

解答 ⑰三味線、⑱子守歌、⑲万年筆、⑳心意気、㉑八重桜、㉒春一番、㉓屋台骨、㉔雪合戦、㉕口下手、㉖人力車、㉗姉御肌、㉘千秋楽、㉙多数決、㉚教科書、㉛放課後、㉜応接間

22日目 ことわざ間違い探し

実践日

月　　日

難易度❹★★★★☆

❶～㉔には、日常よく使われることわざや慣用句が並んでいますが、それぞれ1ヵ所、間違った漢字が使われています。その間違った漢字を見つけ、正しい漢字に改めてください。

❶ 灯台元暗し　誤□ 正▶□

❷ 一国一城の柱　誤□ 正▶□

❸ 虫の台所が悪い　誤□ 正▶□

❹ 風雲急を遂げる　誤□ 正▶□

❺ 怠け者の節句動き　誤□ 正▶□

❻ 前歯に物が挟まる　誤□ 正▶□

❼ 草の根を背けて探す　誤□ 正▶□

❽ 地獄の沙汰も銭次第　誤□ 正▶□

❾ 飯を食らわば皿まで　誤□ 正▶□

❿ 肝臓に毛が生えている　誤□ 正▶□

⓫ 石が流れて木の実が沈む　誤□ 正▶□

⓬ 壁に耳あり障子に手あり　誤□ 正▶□

解答 ❶元→下、❷柱→主、❸台→居、❹遂→告、❺動→働、❻前→奥、❼背→分、❽銭→金、❾飯→毒、❿肝→心、⓫実→葉、⓬手→目

脳活ポイント

文字に集中して注意力を高める

会話などでよく使われることわざを集めてありますが、注意力が衰えていると気づけない間違いが含まれています。素早く解こうとせずに、文字をじっくり見て集中力を高めながら解きましょう。

目標時間

50代まで	60代	70代以上
15分	20分	25分

正答数	かかった時間
/24問	分

⑬ 転ばぬ先の机　誤［　］正▶［　］

⑭ 弁慶の焼きどころ　誤［　］正▶［　］

⑮ 特手に帆を揚げる　誤［　］正▶［　］

⑯ 手元から鳥が立つ　誤［　］正▶［　］

⑰ 働多くして功少なし　誤［　］正▶［　］

⑱ 君士危うきに近寄らず　誤［　］正▶［　］

⑲ 物いえば懐寒し秋の風　誤［　］正▶［　］

⑳ 江戸の敵を高崎で討つ　誤［　］正▶［　］

㉑ 小人閑居して偽善をなす　誤［　］正▶［　］

㉒ 待てば海路の平和あり　誤［　］正▶［　］

㉓ そうは本屋が卸さない　誤［　］正▶［　］

㉔ 小異を捨てて大王につく　誤［　］正▶［　］

解答　⑬机→杖、⑭焼→泣、⑮特→得、⑯手→足、⑰働→労、⑱士→子、⑲懐→唇、⑳高→長、㉑偽→不、㉒平→日、㉓本→問、㉔王→同

23日目 漢字スケルトン

実践日

月　日

難易度3★★★☆☆

各問のリストにある二字熟語、三字熟語、四字熟語が共通の漢字でそれぞれつながるように各問のマスに入れていってください。１つだけ余った熟語が答えになります。

1 答え

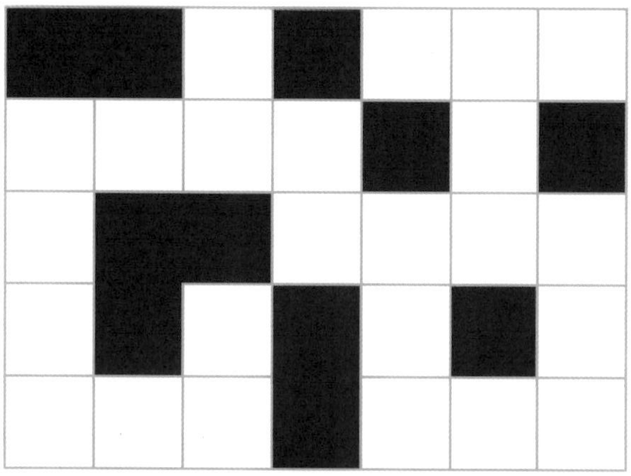

リスト
体験記　行動　水銀　土器
器官　楽観視　記録係　消火器
力関係　音楽室　地方銀行
動体視力　地産地消

2 答え

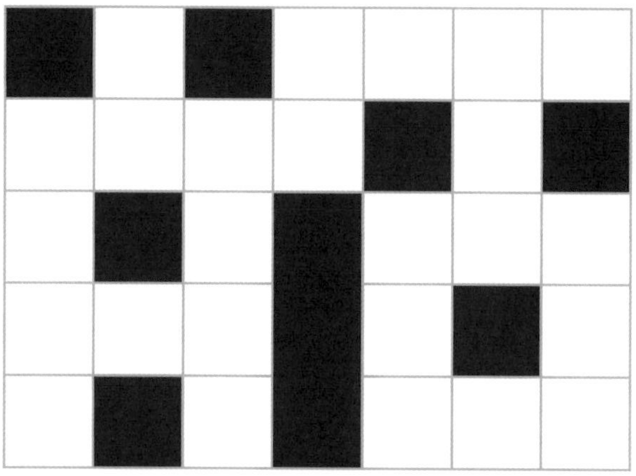

リスト
点字　文句　花吹雪　目論見
地図帳　目的地　開放的
見本帳　不統一　文明開化
一心不乱　一字一句　一問一答

3 答え

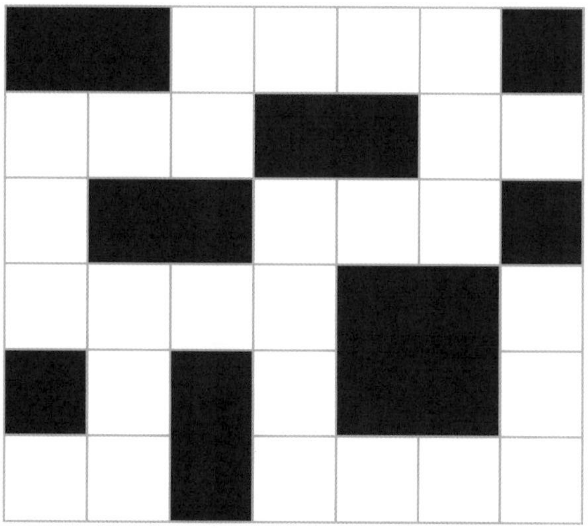

リスト
容器　単価　学校　分度器
金字塔　入学金　日和見
大人気　大特価　交付金
単刀直入　交換日記
気分転換　記者会見

4 答え

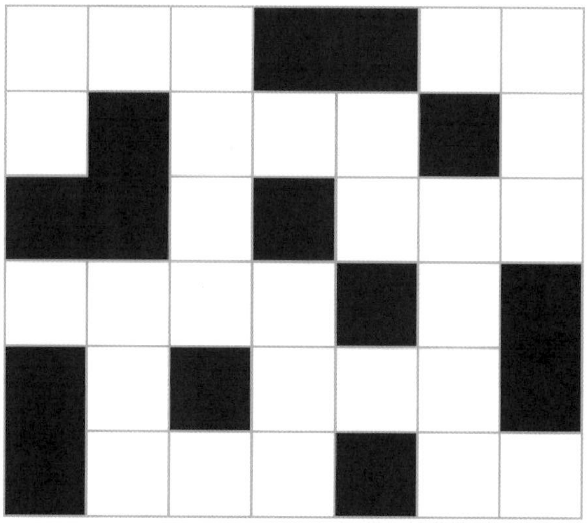

リスト
差額　台所　文法　永住　住民税
医務室　文化人　所得税
主治医　待合室　気象台
合格点　株主優待　人気俳優
化学反応　得失点差

脳活ポイント

注意力と想起力を鍛える

リストにある熟語をクロスワード風に当てはめていくため、注意力が大いに鍛えられます。また、想起力や推理力、語彙力の鍛錬にも役立つことが期待できます。

目標時間

50代まで	60代	70代以上
20分	30分	40分

正答数　／8問

かかった時間　分

⑤ 答え

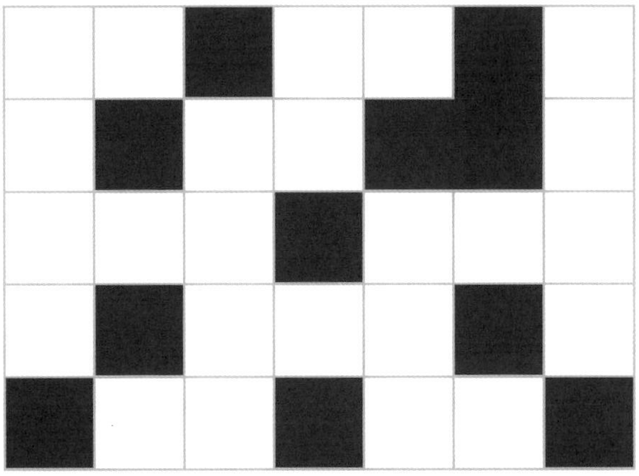

リスト

上限　門外　音楽　友達　門限
形状　長野県　下手人　不本意
京人形　京都府　都道府県
上意下達　音信不通

⑥ 答え

リスト

紙面　調剤　答弁　陸海空
洗濯用　三日月　色校正
月曜日　正月気分　解答用紙
中性洗剤　色即是空　空中分解

⑦ 答え

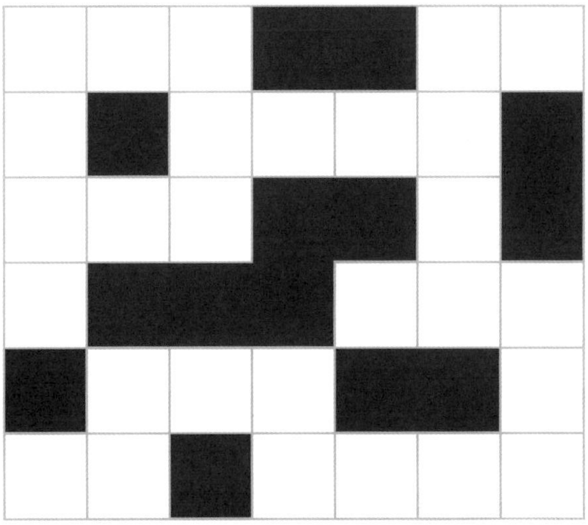

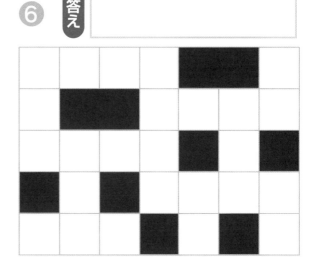

リスト

学課　日課　酒豪　大学
横着心　分度器　屋形船
心理的　相乗的　気分屋
日本酒　横綱相撲　大義名分
理想主義　豪華客船

⑧ 答え

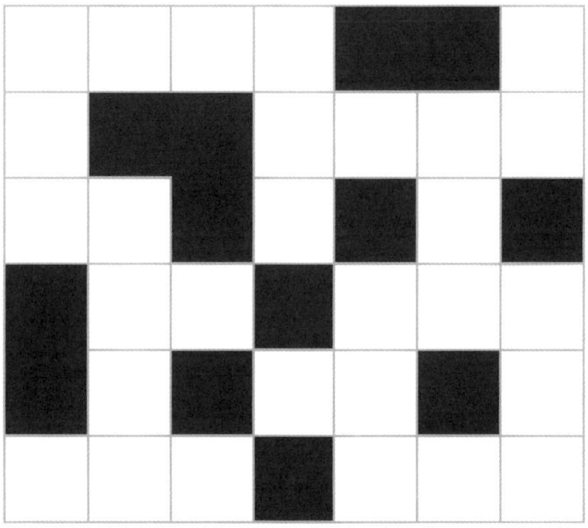

リスト

文鳥　厳守　制作　熟語
手紙文　留学生　留守中
会員制　松竹梅　中古品
物理学　中学生　生鮮品
作文用紙　竹取物語　会津若松

※解答は86ページをご覧ください

24日目 反対語発見クイズ

実践日
月　日

難易度4 ★★★★☆

❶～❽に示した二字熟語の反対語をページ下のリストの漢字をすべて使って、右の解答欄に書いてください。なお、問題は8問ごとにAブロックからDブロックまで分かれています。

A

	問題	解答
❶	哀楽 ▶	
❷	威圧 ▶	
❸	迂回 ▶	
❹	栄華 ▶	
❺	往信 ▶	
❻	解雇 ▶	
❼	記憶 ▶	
❽	警戒 ▶	

Aのリスト
喜　落　油　忘　断　却
懐　返　没　雇　直　柔
怒　信　用　行

B

	問題	解答
❶	故意 ▶	
❷	解任 ▶	
❸	起床 ▶	
❹	空想 ▶	
❺	原因 ▶	
❻	攻撃 ▶	
❼	採血 ▶	
❽	否定 ▶	

Bのリスト
就　血　現　御　肯　輸
定　任　失　防　結　過
実　命　果　寝

解答　A ❶喜怒、❷懐柔、❸直行、❹没落、❺返信、❻雇用、❼忘却、❽油断
B ❶過失、❷任命、❸就寝、❹現実、❺結果、❻防御、❼輸血、❽肯定

脳活ポイント

記憶力がよく鍛えられアレソレが解消

記憶している膨大な言葉のストックから反対語を探しだす作業で、記憶力がよく鍛えられます。探すときに言葉の意味を確認するので、認知力にも磨きがかかり、続ければ「アレソレ」がなくなります。

目標時間

50代まで	60代	70代以上
20分	30分	40分

正答数	かかった時間
/32問	分

C

①	大胆	▶	
②	他人	▶	
③	単純	▶	
④	短命	▶	
⑤	実物	▶	
⑥	懲悪	▶	
⑦	直線	▶	
⑧	鎮静	▶	

Cのリスト

長 線 雑 曲 奮 心
善 型 複 勧 模 小
分 興 寿 自

D

①	通称	▶	
②	抵抗	▶	
③	医師	▶	
④	天国	▶	
⑤	伝統	▶	
⑥	統合	▶	
⑦	登場	▶	
⑧	特別	▶	

Dのリスト

地 分 通 屈 普 裂
名 新 革 服 場 者
本 退 獄 患

解答
C ①小心、②自分、③複雑、④長寿、⑤模型、⑥勧善、⑦曲線、⑧興奮
D ①本名、②屈服、③患者、④地獄、⑤革新、⑥分裂、⑦退場、⑧普通

25日目 漢字熟語しりとり

実践日

月　日

難易度④★★★★☆

７つの漢字を使い、二字熟語をしりとりで作ります。できた二字熟語の右側の漢字が、次の二字熟語の左側の漢字になります。答えの最初と最後の漢字は１度しか使いません。うまくつながるように埋めてください。

① 能園官芸造器製

器□ ▶ □□ ▶ □□ ▶
□□ ▶ □□ ▶ □□

② 配写者気真達空

写□ ▶ □□ ▶ □□ ▶
□□ ▶ □□ ▶ □□

③ 虚理化無文粧論

虚□ ▶ □□ ▶ □□ ▶
□□ ▶ □□ ▶ □□

④ 感相脈好動世拍

世□ ▶ □□ ▶ □□ ▶
□□ ▶ □□ ▶ □□

⑤ 見正問公学答月

□□ ▶ □□ ▶ 月□ ▶
□□ ▶ □□ ▶ □□

⑥ 書標入人念道参

□□ ▶ □□ ▶ 入□ ▶
□□ ▶ □□ ▶ □□

⑦ 撃注甘射破受竹

□□ ▶ □□ ▶ 注□ ▶
□□ ▶ □□ ▶ □□

⑧ 予外御国用防心

□□ ▶ □□ ▶ 御□ ▶
□□ ▶ □□ ▶ □□

解答

①器官→官製→製造→造園→園芸→芸能、②写真→真空→空気→気配→配達→達者、③虚無→無理→理論→論文→文化→化粧、④世相→相好→好感→感動→動脈→脈拍、⑤公正→正月→月見→見学→学問→問答、⑥人参→参入→入念→念書→書道→道標、⑦甘受→受注→注射→射撃→撃破→破竹、⑧予防→防御→御用→用心→心外→外国

脳活ポイント

言語中枢を一段と磨く!

熟語をしりとりのようにつなげて並べることで、言語中枢である側頭葉を活性化させる効果が期待できます。また、想起力と洞察力、情報処理力も大いに鍛えられます。

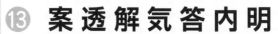

目標時間

50代まで	60代	70代以上
30分	45分	60分

正答数 ／16問　かかった時間 分

⑨ 炭為磁行火石急

磁□ ▶ □□ ▶ □□ ▶
□□ ▶ □□ ▶ □□

⑩ 破食子格給調供

破□ ▶ □□ ▶ □□ ▶
□□ ▶ □□ ▶ □□

⑪ 場近遊面浮牧接

浮□ ▶ □□ ▶ □□ ▶
□□ ▶ □□ ▶ □□

⑫ 結真演集実婚歌

真□ ▶ □□ ▶ □□ ▶
□□ ▶ □□ ▶ □□

⑬ 案透解気答内明

□□ ▶ □□ ▶ 解□ ▶
□□ ▶ □□ ▶ □□

⑭ 分教制布約員統

□□ ▶ □□ ▶ 約□ ▶
□□ ▶ □□ ▶ □□

⑮ 感県宿腺直民涙

□□ ▶ □□ ▶ 宿□ ▶
□□ ▶ □□ ▶ □□

⑯ 長球異身根変野

□□ ▶ □□ ▶ 身□ ▶
□□ ▶ □□ ▶ □□

解答
⑨磁石→石炭→炭火→火急→急行→行為、⑩破格→格調→調子→子供→供給→給食、
⑪浮遊→遊牧→牧場→場面→面接→接近、⑫真実→実演→演歌→歌集→集結→結婚、
⑬透明→明解→解答→答案→案内→内気、⑭統制→制約→約分→分布→布教→教員、
⑮県民→民宿→宿直→直感→感涙→涙腺、⑯異変→変身→身長→長野→野球→球根

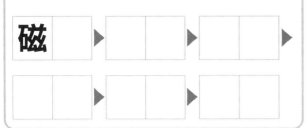

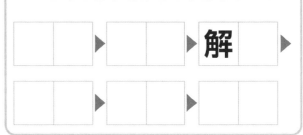

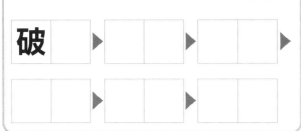

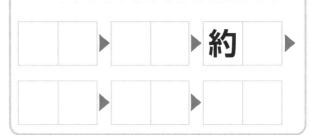

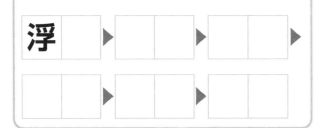

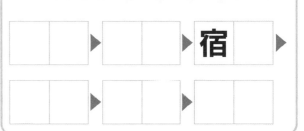

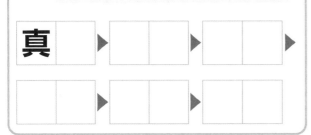

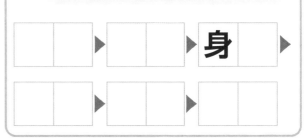

26日目 熟語足し算パズル

実践日

月　日

難易度③★★★☆☆

各問題に、二字熟語の漢字がそれぞれ2分割した形で並んでいます。分割した二字の漢字を組み合わせ、元の二字熟語を解答欄に書き入れてください。問題に書き込まず、頭の中で組み合わせて考えましょう。

①
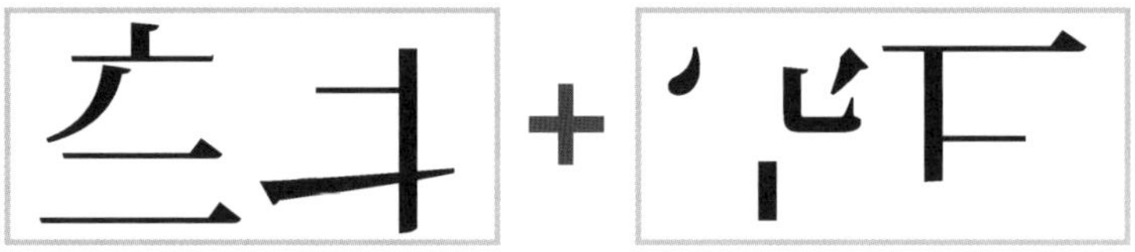
=

②
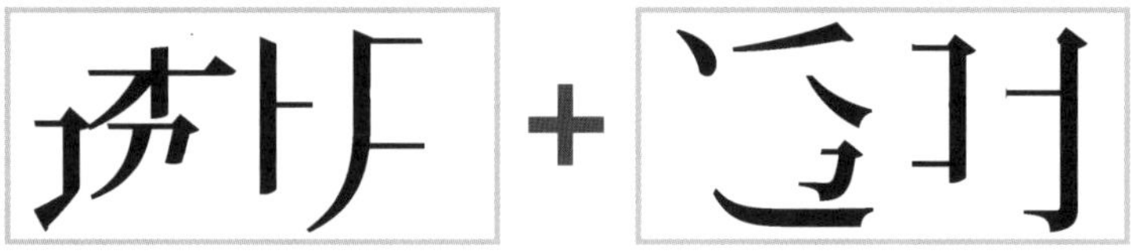
=

③
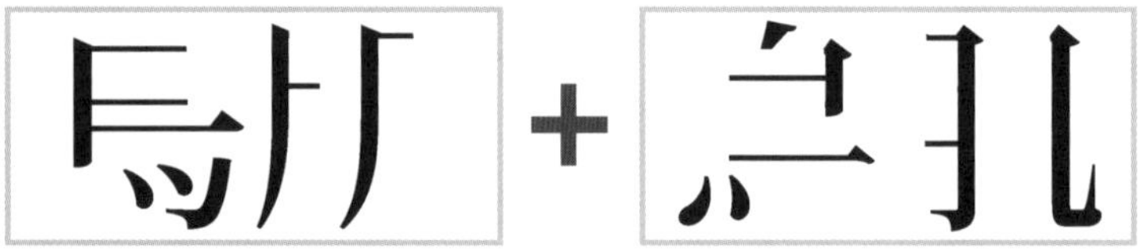
=

④
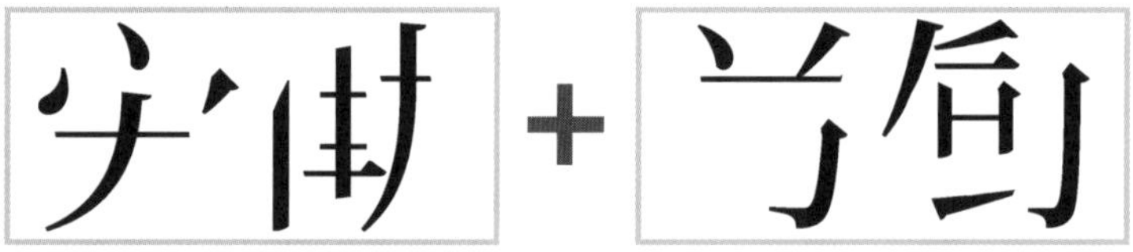
=

⑤
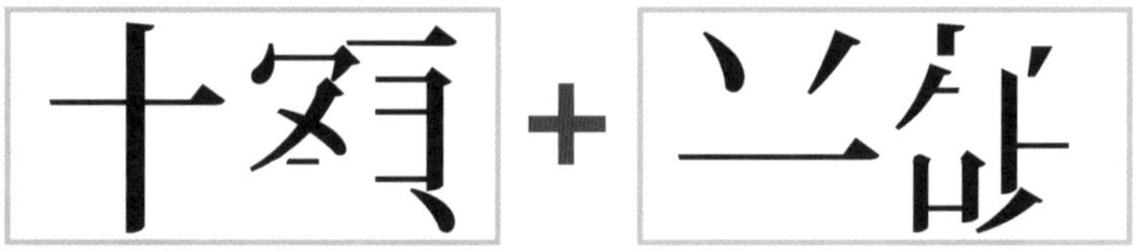
=

⑥
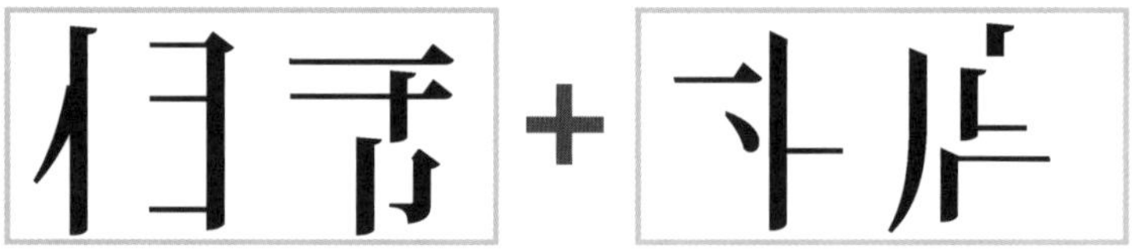
=

⑦
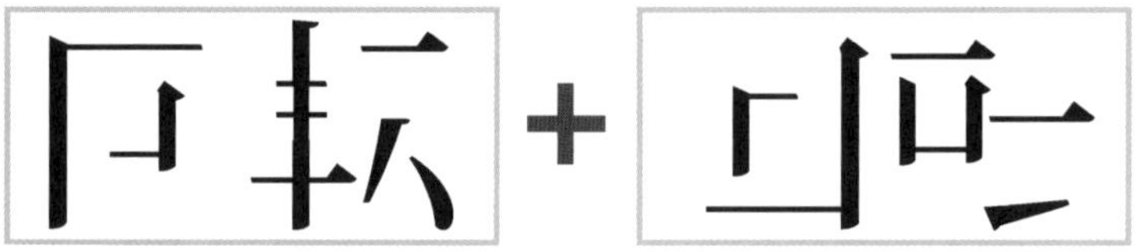
=

⑧
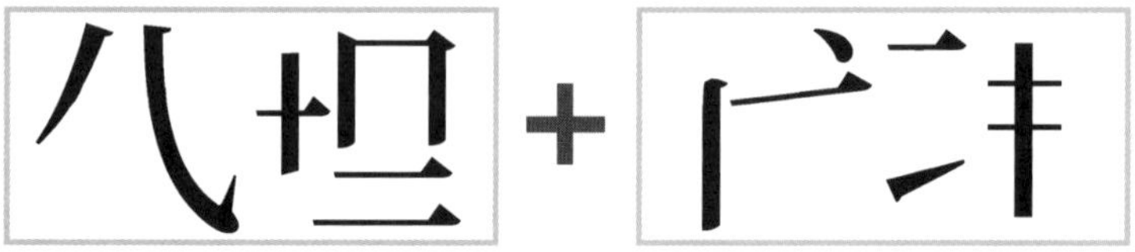
=

解答 ①空耳、②透明、③鳥肌、④労働、⑤半額、⑥相席、⑦回転、⑧代理

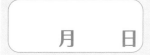

脳活ポイント

空間認知力が磨かれる

分割された漢字を絵としてとらえ組み合わせるため、空間認知力が大いに刺激されます。また、それぞれの形を一時的に覚えておく記憶力も強まります。最終的に想像力を駆使して答えを導く複雑な問題です。

目標時間

50代まで	60代	70代以上
15分	25分	30分

正答数 ／16問

かかった時間 分

⑨ 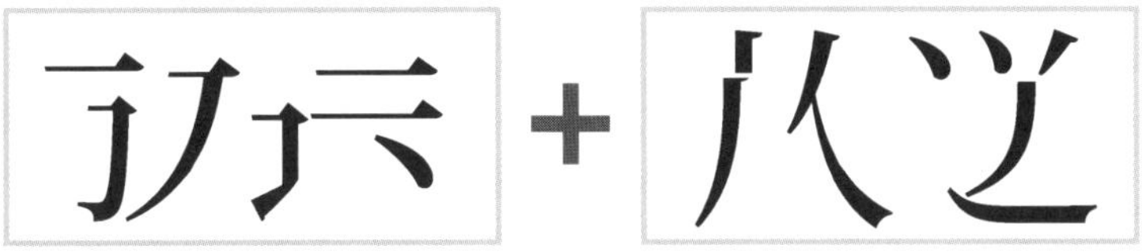 ＝

⑩ 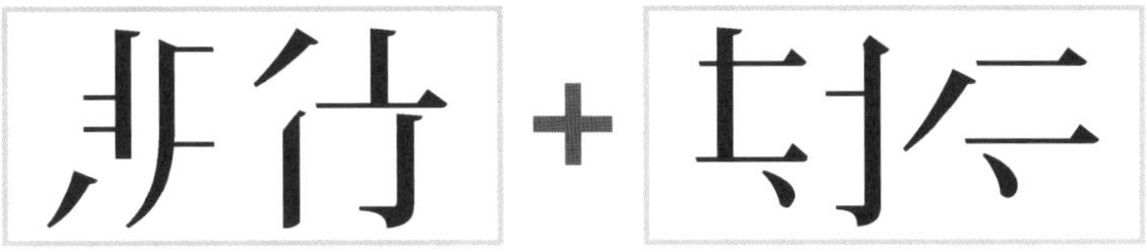 ＝

⑪ 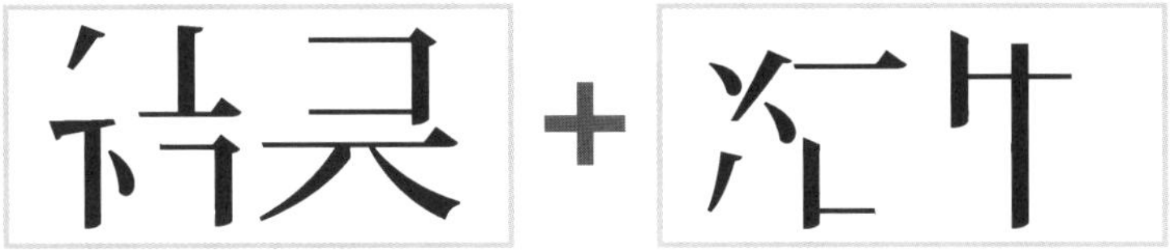 ＝

⑫ 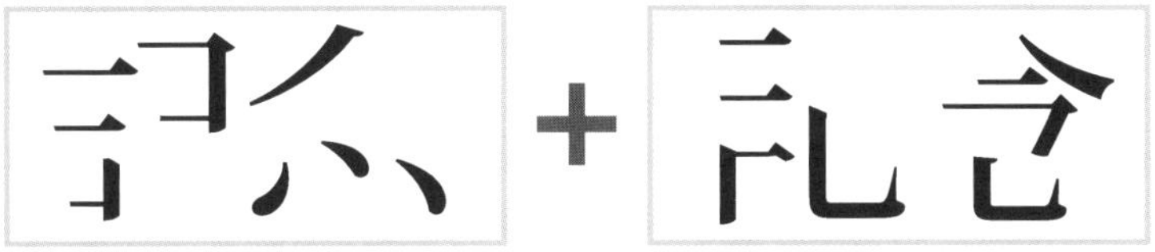 ＝

⑬ 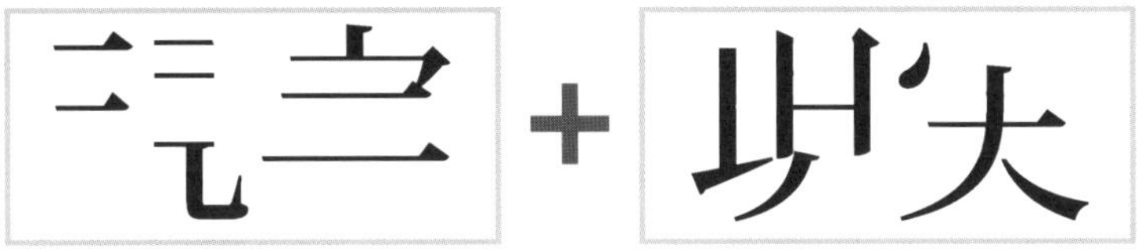 ＝

⑭ 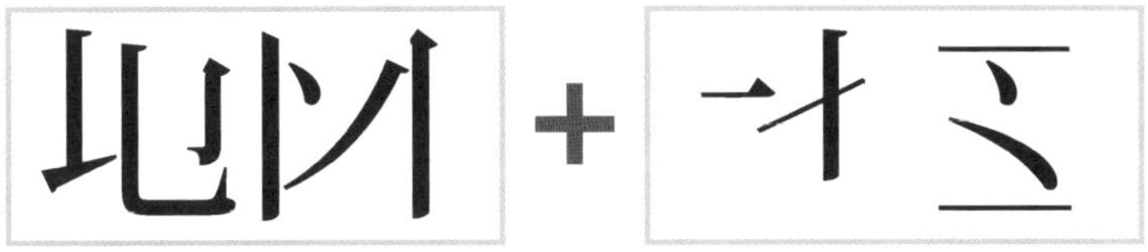 ＝

⑮ 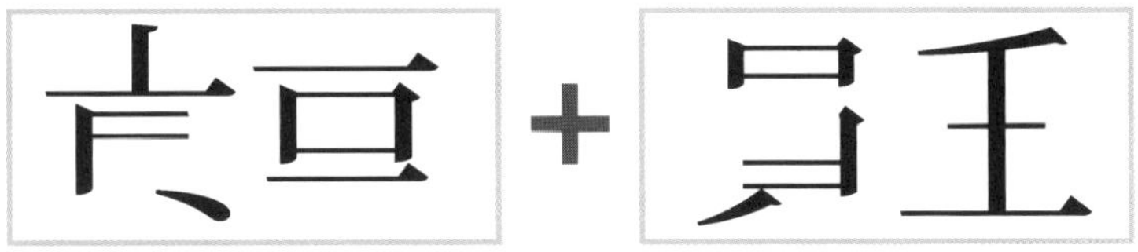 ＝

⑯ 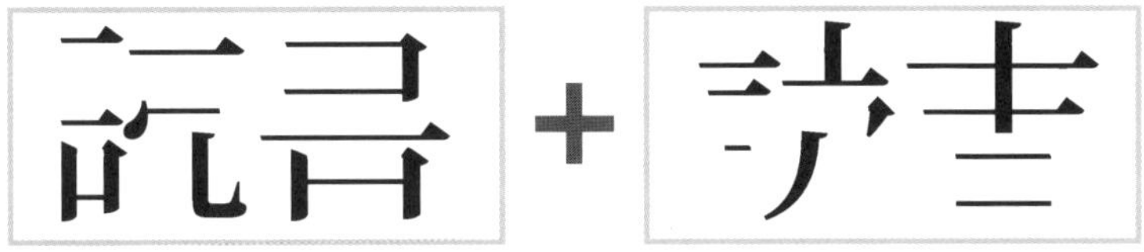 ＝

解答 ⑨放送、⑩期待、⑪結果、⑫記念、⑬現実、⑭地図、⑮貴重、⑯読書

27日目 漢字カード合わせ

実践日

月　日

難易度④★★★★☆

漢字の書かれたカードがバラバラに置かれています。❶❷❺❻では３枚つなげてできる三字熟語、❸❹❼❽では４枚つなげてできる四字熟語を４組ずつ作ってください。わかりにくい漢字は推理してみましょう。

❶

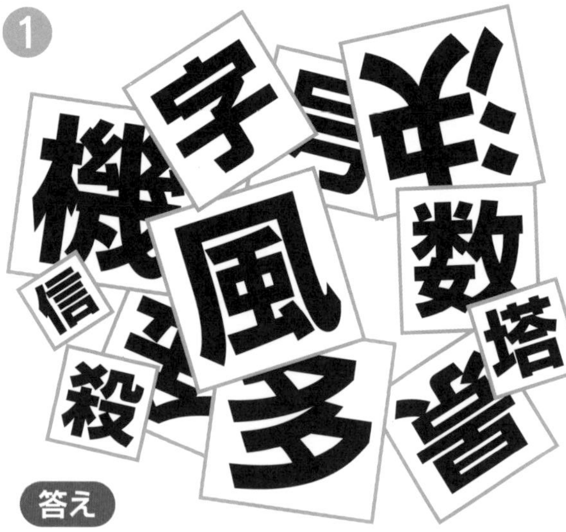

答え

❷

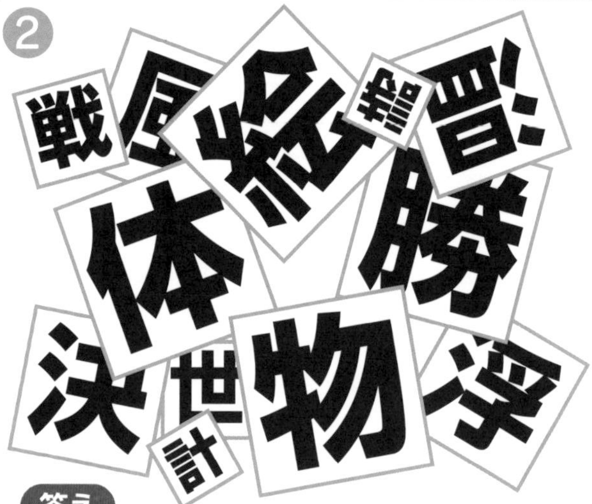

答え

❸

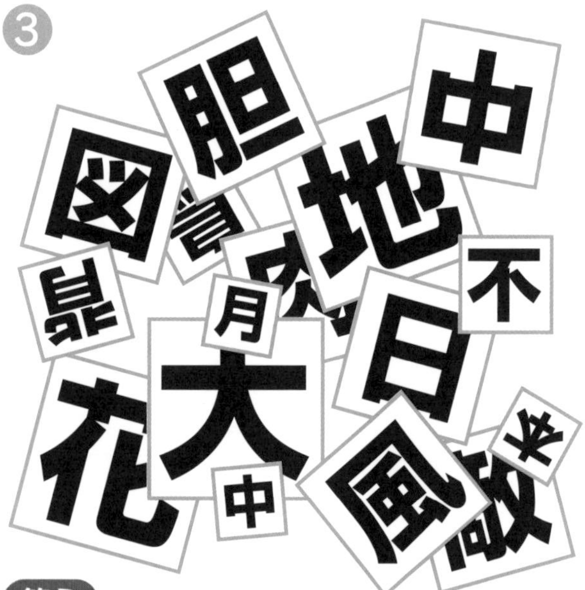

答え

❹

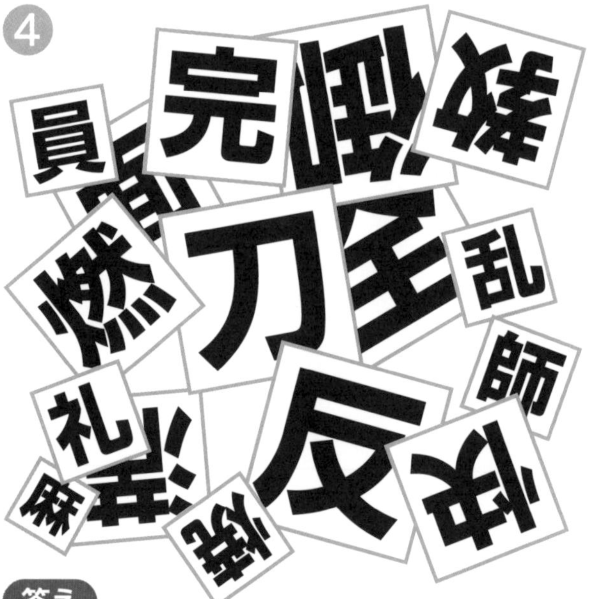

答え

解答 ❶多数決・信号機・殺風景・金字塔、❷浮世絵・体温計・決勝戦・風物詩、❸日本地図・中肉中背・大胆不敵・花鳥風月、❹反面教師・満員御礼・快刀乱麻・完全燃焼（順不同）

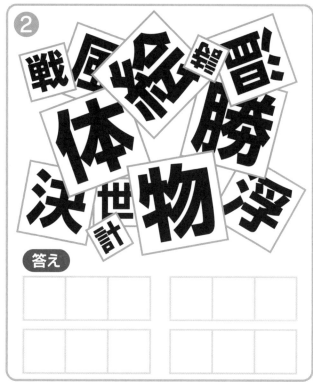

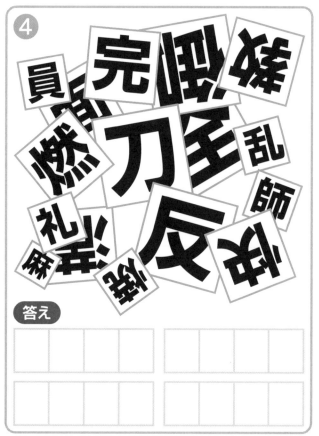

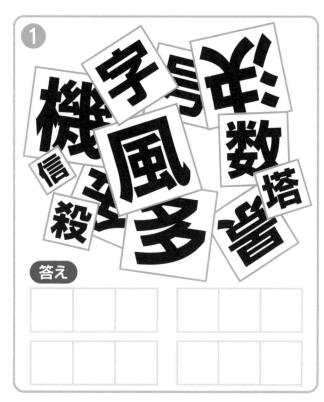

脳活ポイント

認知力が強化して記憶力も強まる

文字の大小や置かれている角度、隠れている部分などを理解するのに、認知力が使われて強化されます。そこから知っている熟語を見つけだすのに、記憶力も十分に使われて強まります。

目標時間

50代まで	60代	70代以上
20分	25分	30分

正答数　／8問　かかった時間　分

⑤

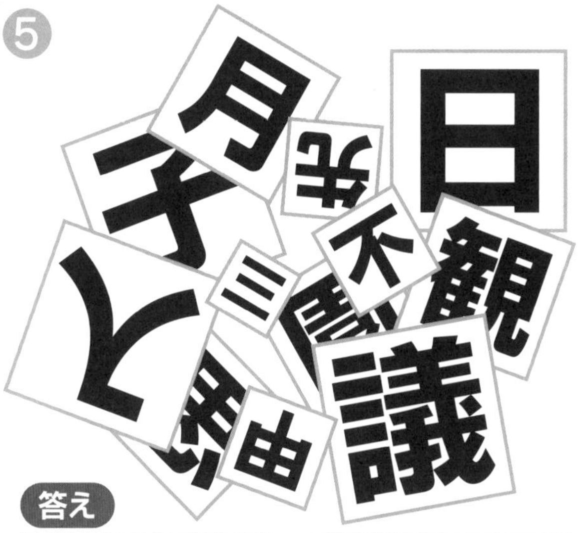

答え

⑥

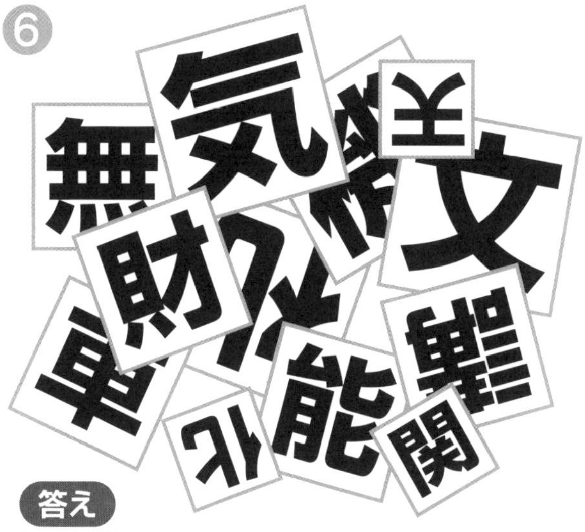

答え

⑦

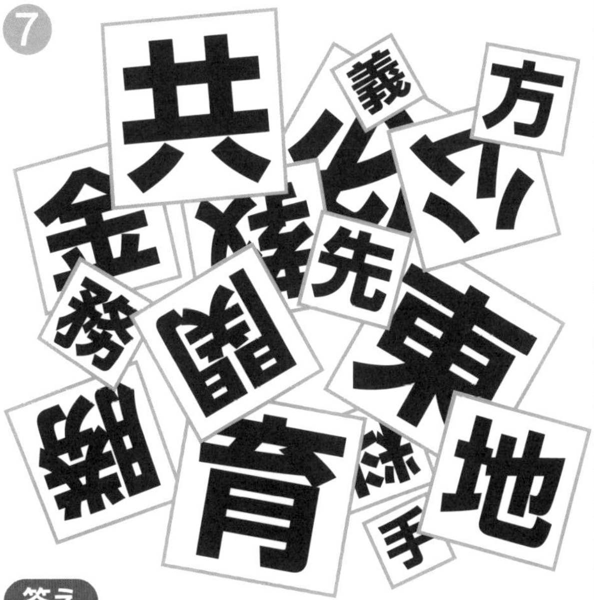

答え

⑧

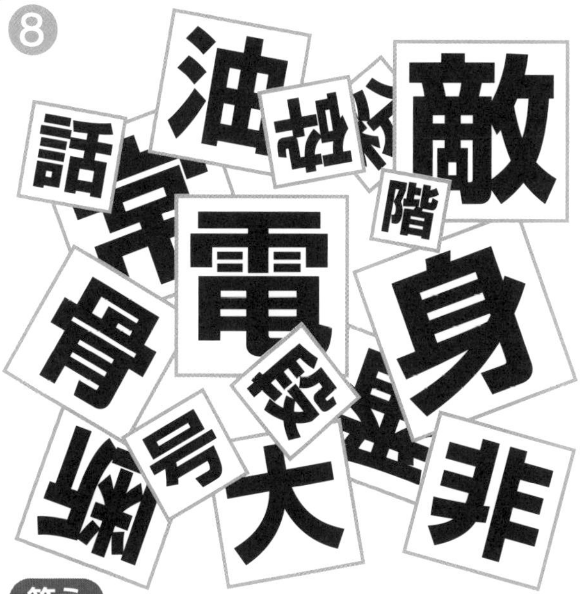

答え

解答（順不同）⑤甲子園・三日月・先入観・不思議、⑥機関車・能天気・文化財・無礼講、⑦関東地方・公共料金・先手必勝・義務教育、⑧油断大敵・電話番号・非常階段・粉骨砕身

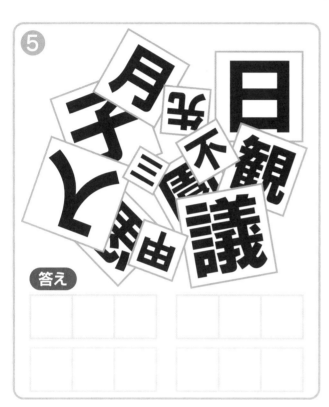

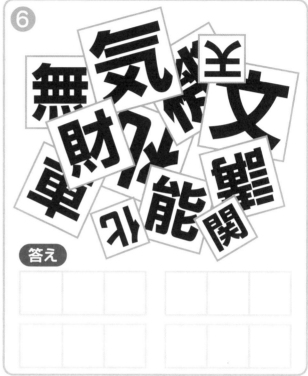

28日目 四字熟語推理クロス

実践日

月　日

難易度4★★★★☆

各問には４つの三字熟語が並んでいます。それぞれの三字熟語の空欄（□）①～④の漢字を組み合わせると四字熟語になるので、①～④に入る漢字を推理して解答欄に記入してください。

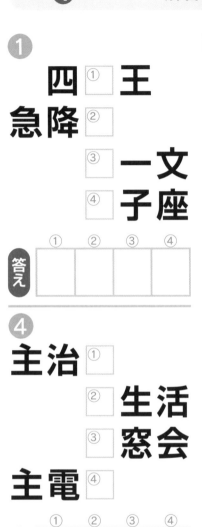

1

四①王
急降②
③一文
④子座

答え	①	②	③	④

2

十①番
漢②薬
③少年
宇宙④

答え	①	②	③	④

3

①泉地
無事②
未③数
④天地

答え	①	②	③	④

4

主治①
②生活
③窓会
主電④

答え	①	②	③	④

5

片①痛
②暖計
千鳥③
④気球

答え	①	②	③	④

6

①衛隊
日本②
③己流
④美歌

答え	①	②	③	④

7

積①金
上半②
演③家
④界史

答え	①	②	③	④

8

①行本
二②流
③談判
逆輸④

答え	①	②	③	④

9

丸①字
②士道
千③箱
東海④

答え	①	②	③	④

解答　①天下無双、②八方美人、③温故知新、④医食同源、⑤頭寒足熱、⑥自画自賛、⑦立身出世、⑧単刀直入、⑨文武両道

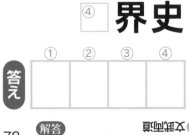

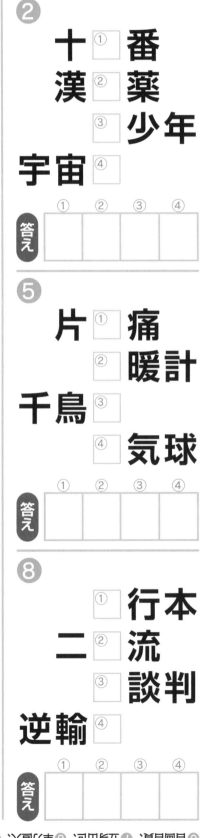

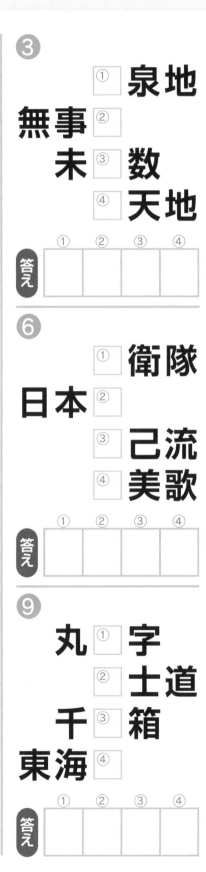

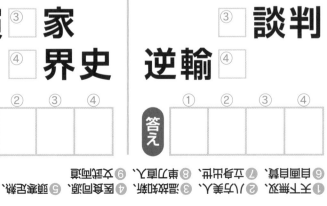

脳活ポイント

推理力と言語中枢が発達する

最終的な答えを見つけるのに、いろいろな角度から問題を考える推理力が養えます。見慣れない三字熟語があれば、このさい記憶しましょう。言語中枢が刺激されて、日ごろの会話に語彙が増えるはずです。

目標時間

50代まで	60代	70代以上
20分	30分	40分

正答数 ／18問　かかった時間 分

⑩
楽①家
七②化
①動説
④文化
答え ① ② ③ ④

⑪
①止符
原②人
③直線
尺④法
答え ① ② ③ ④

⑫
①婆心
②大将
伊達③
乙④座
答え ① ② ③ ④

⑬
絵①事
午②中
③好調
放課④
答え ① ② ③ ④

⑭
①備校
消②士
応③室
外来④
答え ① ② ③ ④

⑮
登竜①
赤②線
③安定
引④物
答え ① ② ③ ④

⑯
主人①
照②灯
③念場
集④成
答え ① ② ③ ④

⑰
合①葉
夢物②
遊歩③
横④幕
答え ① ② ③ ④

⑱
仲見①
境②線
③伝子
原④地
答え ① ② ③ ④

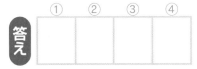

解答 ⑩天変地異、⑪終始一貫、⑫老若男女、⑬空前絶後、⑭予防接種、⑮門外不出、⑯公明正大、⑰言語道断、⑱世界遺産

29日目 漢字なぞなぞ

実践日

月　日

難易度④★★★★☆

各問には漢字１文字が答えになるなぞなぞが出題されています。問題文を読んで、どんな漢字が思い浮かぶか推測し、答えの欄に書いてください。下の解答にはなぜ、その漢字になるのかの理由が書かれています。

① 林の下に示された漢字はなんでしょう？　答え

② 戸を開けて月を眺めると見えてくる体の部位はどこでしょう？　答え

③ 2つの口が合わさるとできる漢字はなんでしょう？　答え

④ 谷で見つけた数字はいくつでしょう？　答え

⑤「区」が天を向いて占いをしたときの結果はなんでしょう？　答え

⑥ 草を上に干すと「干」が変形し野菜になっていた。これはなんの野菜でしょう？　答え

⑦ 馬を飼っている人が見つけた漢字はなんでしょう？　答え

⑧ 白に1を足すとできる数はいくつでしょう？　答え

⑨ 現在、王様が2人で演奏している楽器はなんでしょう？　答え

⑩ 四角の中に、大を入れたら心が芽生えた。これはなんでしょう？　答え

解答

①禁（〈林〉と〈示〉を縦に並べる）、②肩（〈戸〉の下に〈月〉を並べる）、③回（〈口〉の中に〈口〉を入れる）、④八（〈谷〉の漢字には〈八〉がある）、⑤凶（〈区〉が上を向くと〈凶〉になる）、⑥芋（くさかんむり〈艹〉の下に〈干〉を並べ、〈干〉のはらいを跳ねると〈芋〉になる）、⑦駐（〈馬〉の〈主〉と考える）、⑧百（〈白〉の上に〈一〉を足すと〈百〉になる）、⑨琴（現在を〈今〉と考えて、上に〈王〉を２つ横に並べる）、⑩恩（四角〈口〉の中に〈大〉を入れて下に〈心〉を並べる）

脳活ポイント

柔軟な思考力を育む

クスッと笑いながらなぞなぞに取り組むことで、柔軟な思考力が育まれます。それに加え、想起力を鍛えられるほか、言語中枢の側頭葉が刺激されると考えられます。

目標時間

50代まで	60代	70代以上
20分	25分	35分

正答数 ／20問　かかった時間 分

⑪ 布に×をつけるとできる漢字はなんでしょう？　答え

⑫ 心に亀裂が入るとできるものはなんでしょう？　答え

⑬ 雨が降り、甲の先が曲がってできるものはなんでしょう？　答え

⑭ 馬と虫が、また何かの漢字を作っている。それはなんでしょう？　答え

⑮ 脳の中に体の一部が入ってしまいました。それは体のどの部分でしょう？　答え

⑯ 6のフタをはずすと数字が増えます。その数字はなんでしょう？　答え

⑰ 木に数えきれないくらい実をつけるおいしい果実はなんでしょう？　答え

⑱「L」と「U」をつるしている漢字はなんでしょう？　答え

⑲ 女性が押し寄せて見せていくものはなんでしょう？　答え

⑳ 日と里が綱引きするとできる漢字はなんでしょう？　答え

解答
⑪希（〈布〉の上に〈×〉をつける）、⑫必（〈心〉に１本線を入れる）、⑬電（〈雨〉と〈甲〉の先を曲げた漢字を上下に並べる）、⑭騒（〈馬〉の横にまたを示す〈又〉と〈虫〉を並べる）、⑮爪（〈脳〉の中には〈ツメ〉がある）、⑯八（〈六〉のなべぶた〈亠〉をはずす）、⑰桃（〈数〉えきれないほど多い数〈兆〉と〈木〉を並べる）、⑱世（横線に〈L〉と〈U〉をつなげる）、⑲姿（押し寄せるを〈次から次へ〉の次と考えて〈女〉と並べる）、⑳量（〈日〉と〈里〉の間に横線を引く）

30日目 漢字ジグザグクロス

実践日

月　日

難易度5★★★★★

リストの熟語を使って空白のマスを埋め、A～Hのマスの漢字で三字熟語、四字熟語を作ってください。各熟語の1文字めは数字のマスに、2文字め以降は1つ前の文字と上下左右に隣接するマスに入ります。

1

1 登			2 航	3 空		
4 救		B	5 幼		6 野	
7 木					8 同	
9 小			C	10 児		
	11 色	12 帝		13 天		14 夢
	15 不	16 少		A		
			17 小			

答え

A	B	C

リスト

1 登場人物
2 航空運賃
3 空芯菜
4 救援物資
5 幼稚園児
6 野沢菜
7 木綿豆腐
8 同床異夢
9 小豆色
10 児童憲章
11 色素沈着
12 帝釈天
13 天動説
14 夢幻劇
15 不時着
16 少女小説
17 小学生

2

答え

A	B	C	D

1 募	D	2 森			3 全			
4 重		5 項	6 塩		7 原		8 熱	
9 性			A	10 真		11 不		
				12 研			13 決	
	14 優		15 臨		16 発			
17 卓				18 休		19 中		C
20 史					21 爬			
	22 問	23 往		24 弱	B	25 毛		
	26 答				27 給			

リスト

1 募集要項
2 森林限界
3 全員野球
4 重要人物
5 項目別
6 塩昆布
7 原因不明
8 熱気球
9 性格俳優
10 真相究明
11 不可思議
12 研究発表
13 決議案
14 優良企業
15 臨時休業
16 発光体
17 卓袱料理
18 休憩所
19 中途採用
20 史料問題
21 爬虫類
22 問答集
23 往復書簡
24 弱虫毛虫
25 毛細血管
26 答弁書
27 給与明細

脳活ポイント

語彙力と直感力を圧倒的に強化!

数十個の三字熟語･四字熟語が用いられているので、語彙力の鍛錬に役立つとともに、直感力・判断力・思考力が圧倒的に強化されます。初めてだと難しく感じますが、解き方がわかるととても面白いパズルです。

目標時間

50代まで	60代	70代以上
40分	50分	60分

正答数	かかった時間
/3問	分

③

答え

A	B	C	D	E	F	G	H

1 活	F	2 山			3 鉄		4 宇				5 順			6 争	
7 職			8 雑			C	9 株		10 時		11 給		12 夜		
13 事			14 直	15 血			16 国	H		17 継		18 袋			19 等
20 海	21 最			22 勝				23 社		24 孟			25 路	G	
A	26 高		27 外		28 異			29 近			30 岩				31 機
		32 芝	D	33 水		34 難		35 放			36 石				
37 場				38 名	E	39 寿		40 落			41 遠			42 天	
			43 前			44 司			45 低		46 手			47 報	
48 代			49 衛			50 夜			51 行			52 業			53 倒
54 新						55 否		56 間			57 善			58 法	
59 黄				60 乗							B	61 菌			

リスト

1 活火山
2 山川草木
3 鉄道模型
4 宇宙遊泳
5 順法闘争
6 争奪戦
7 職権乱用
8 雑木林
9 株式会社
10 時間給
11 給料袋
12 夜郎自大
13 事務用品
14 直球勝負
15 血液型
16 国会中継
17 継父母
18 袋小路
19 等身大
20 海水浴場
21 最高級品
22 勝利投手
23 社務所
24 孟母三遷
25 路上駐車
26 高山植物
27 外様大名
28 異常接近
29 近所迷惑
30 岩石惑星
31 機関車
32 芝居見物
33 水中花
34 難攻不落
35 放送衛星
36 石油製品
37 場所代
38 名人芸
39 寿司職人
40 落下傘
41 遠洋漁業
42 天気予報
43 前衛芸術
44 司令塔
45 低空飛行
46 手工業
47 報復措置
48 代理店
49 衛生昆虫
50 夜行列車
51 行方不明
52 業界紙
53 倒置法
54 新装開店
55 否定文
56 間接照明
57 善玉菌
58 法整備
59 黄金虫
60 乗車拒否
61 菌糸束

※解答は87ページをご覧ください

漢字脳活ひらめきパズル⑩ 解答

3日目 四字熟語ブロック

解答欄の四字熟語の順番は
バラバラでかまいません。

❶

公	一	鳥	石	完	欠
明	大	正	二	無	全
両	論	四	六	時	神
賛	否	中	没	鬼	出

公明正大
賛否両論
一石二鳥
完全無欠
神出鬼没
四六時中

❷

無	御	礼	員	選	択
用	問	満	整	捨	取
答	腹	絶	理	入	直
抱	倒	路	然	刀	単

問答無用
抱腹絶倒
満員御礼
取捨選択
理路整然
単刀直入

❸

銘	正	正	暴	自	自
一	真	面	創	満	棄
期	師	反	身	痍	温
会	一	教	知	新	故

一期一会
正真正銘
反面教師
温故知新
満身創痍
自暴自棄

❹

願	本	他	貧	晩	器
力	磨	錬	器	大	成
人	戦	百	用	乏	聖
色	十	十	君	人	子

十人十色
他力本願
百戦錬磨
聖人君子
器用貧乏
大器晩成

8日目 漢字スケルトン

❶ 前回

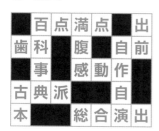

■	百	点	満	点	■	出
歯	科	■	腹	■	自	前
■	事	■	感	動	作	■
古	典	派	■	■	自	■
本	■	■	総	合	演	出

❷ 集大成

■	大	安	吉	日	■	茶
■	異	■	■	間	一	髪
千	変	万	化	■	時	■
代	■	葉	■	■	帰	省
紙	■	集	合	住	宅	■

❸ 同居人

落	武	者	■	主	人	公
花	■	■	大	義	■	私
生	真	面	目	■	■	混
■	実	■	付	和	雷	同
■	一	■	■	■	親	■
道	路	工	事	■	父	兄

❹ 鉄面皮

青	少	年	■	一	般	人
天	■	相	■	致	■	形
白	■	応	援	団	■	劇
日	中	■	■	結	果	■
■	高	揚	感	■	樹	皮
閏	年	■	動	物	園	■

❺ 登竜門

行	進	■	■	好	奇	心
■	入	場	門	■	■	拍
■	禁	■	出	席	日	数
波	止	場	■	■	直	■
及	■	合	格	発	表	■

❻ 部活動

一	石	二	鳥	■	静	岡
子	■	■	小	休	止	■
相	撲	部	屋	■	画	面
伝	■	外	■	嫌	■	接
■	忍	者	■	悪	代	官

❼ 表彰台

反	対	語	■	部	■	■
■	象	■	上	下	左	右
門	外	不	出	■	■	往
戸	■	■	来	場	■	左
開	花	期	■	所	■	往
放	■	日	本	代	表	■

❽ 他力本願

気	■	風	力	発	電	■
宇	宙	船	■	案	■	多
壮	■	■	三	者	三	様
大	安	■	面	■	■	性
■	息	■	記	憶	力	■
半	日	仕	事	■	説	得

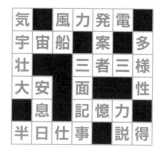

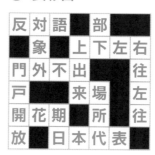

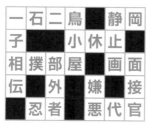

その他のドリルの解答は各ページの下欄に記載しています。

15日目 漢字ジグザグクロス

●例題

1国	立	2荘	義
4滅	公	園	主
私	奉	領	主
5日	本	国	3民

答え A富 B士 C登 D山

❶

1栄	2養	B士	3住	民	4公	定	歩	合
縁	5子	沢	6学	C登	録	7経	営	統
8組	織	9山	級	文	庫	10電	力	系
11罪	犯	岳	12信	用	金	13精	神	14複
悪	15感	覚	仰	16異	聞	奇	怪	17雑
中	18暗	器	19前	代	未	譚	20商	貨
21模	擬	22官	製	葉	23即	時	売	繁
24索	試	験	豪	書	遊	D山	買	盛
敵	機	25大	A富	26物	見	27家	運	隆

答え A健 B康 C診 D断 E入 F場 G行 H進

❷

1質	実	剛	2技	術	革	3新	H進	気	4冷	凍	5食	物	連	6鎖	帷
7軽	薄	A健	8合	成	皮	9流	体	鋭	10輸	E入	品	11千	鳥	12格	子
13最	短	距	14能	天	気	15火	力	発	16現	17一	騎	当	18猿	闘	技
19守	20小	離	21聴	C診	器	22化	学	電	F場	23株	式	配	芝	24居	留
護	B康	25状	況	26証	明	書	反	27督	監	28金	属	加	工	29人	地
30大	名	態	31熟	拠	32因	果	応	促	状	33自	由	参	34秘	密	35基
36福	帳	37配	慮	38試	合	39結	報	40私	服	警	41学	生	42時	代	礎
祉	敷	43線	D断	44行	儀	婚	45指	導	教	官	46実	習	計	47謝	恩
施	48設	香	49花	鳥	作	50法	輪	51販	売	促	52進	G行	53台	布	54会
投	備	義	55火	風	月	医	56学	芸	57会	58経	営	方	針	巾	社
59資	本	主	気	厳	60禁	止	令	室	議	61学	力	向	62上	達	法

漢字脳活ひらめきパズル⑩ 解答

18日目 四字熟語ブロック

解答欄の四字熟語の順番は
バラバラでかまいません。

❶

乱	繚	花	風	起	死
花	百	月	鳥	生	薪
果	応	報	戴	回	臥
因	不	天	倶	嘗	胆

因果応報
不倶戴天
百花繚乱
臥薪嘗胆
起死回生
花鳥風月

❷

初	適	材	適	方	品
志	徹	所	正	行	心
貫	一	遇	錯	誤	誠
載	千	試	行	誠	意

試行錯誤
初志貫徹
誠心誠意
千載一遇
適材適所
品行方正

❸

暗	鬼	横	門	出	外
疑	心	縦	尽	不	生
実	有	無	穏	平	托
無	名	無	事	蓮	一

一蓮托生
疑心暗鬼
有名無実
門外不出
平穏無事
縦横無尽

❹

言	道	語	葉	末	枝
天	動	断	節	実	質
驚	明	山	紫	踏	健
地	水	未	人	前	剛

驚天動地
言語道断
山紫水明
枝葉末節
質実剛健
前人未踏

23日目 漢字スケルトン

❶ 器官

■	■	水	■	音	楽	室
地	方	銀	行	■	観	■
産	■	■	動	体	視	力
地	■	土	■	験	■	関
消	火	器	■	記	録	係

❷ 花吹雪

■	点	■	文	明	開	化
一	字	一	句	■	放	■
心	■	問	■	目	的	地
不	統	一	■	論	■	図
乱	■	答	■	見	本	帳

❸ 金字塔

■	■	単	刀	直	入	■
大	特	価	■	■	学	校
人	■	■	交	付	金	■
気	分	転	換	■	■	日
■	度	■	日	■	■	和
容	器	■	記	者	会	見

❹ 化学反応

文	化	人	■	■	永	住
法	■	気	象	台	■	民
■	■	俳	■	所	得	税
株	主	優	待	■	失	■
■	治	■	合	格	点	■
■	医	務	室	■	差	額

❺ 長野県

音	楽	■	門	外	■	都
信	■	上	限	■	■	道
不	本	意	■	京	都	府
通	■	下	手	人	■	県
■	友	達	■	形	状	■

❻ 陸海空

色	即	是	空	■	■	調
校	■	■	中	性	洗	剤
正	月	気	分	■	濯	■
■	曜	■	解	答	用	紙
三	日	月	■	弁	■	面

❼ 分度器

横	着	心	■	■	大	学
綱	■	理	想	主	義	■
相	乗	的	■	■	名	■
撲	■	■	■	気	分	屋
■	日	本	酒	■	■	形
学	課	■	豪	華	客	船

❽ 中学生

会	津	若	松	■	■	熟
員	■	■	竹	取	物	語
制	作	■	梅	■	理	■
■	文	鳥	■	留	学	生
■	用	■	厳	守	■	鮮
手	紙	文	■	中	古	品

その他のドリルの解答は各ページの下欄に記載しています。

30日目 漢字ジグザグクロス

❶

1 登	場	人	2 航	3 空	芯	菜
4 救	援	B 物	5 幼	運	6 野	沢
7 木	綿	資	稚	賃	8 同	床
9 小	豆	腐	C 園	10 児	童	異
素	11 色	12 帝	釈	13 天	憲	14 夢
沈	15 不	16 少	説	A 動	章	幻
着	時	女	17 小	学	生	劇

答え A 動　B 物　C 園

❷

答え A 昆　B 虫　C 採　D 集

1 募	D 集	2 森	林	限	3 全	員	野	球
4 重	要	5 項	6 塩	界	7 原	因	8 熱	気
9 性	人	目	A 昆	10 真	相	11 不	可	思
格	物	別	布	12 研	究	明	13 決	議
俳	14 優	良	15 臨	時	16 発	光	体	案
17 卓	袱	企	業	18 休	表	19 中	途	C 採
20 史	料	理	所	憩	21 爬	虫	類	用
題	22 問	23 往	復	24 弱	B 虫	25 毛	細	血
集	26 答	弁	書	簡	27 給	与	明	管

❸

答え A 水　B 玉　C 模　D 様　E 花　F 火　G 大　H 会

1 活	F 火	2 山	川	草	3 鉄	道	4 宇	宙	遊	泳	5 順	法	闘	6 争	奪
7 職	権	乱	8 雑	木	林	C 模	9 株	式	10 時	間	11 給	料	12 夜	郎	戦
13 事	務	用	14 直	15 血	液	型	16 国	H 会	中	17 継	父	18 袋	小	自	19 等
20 海	21 最	品	球	22 勝	利	投	手	23 社	務	24 孟	母	三	25 路	G 大	身
A 水	26 高	級	27 外	負	28 異	常	接	29 近	所	迷	30 岩	遷	上	駐	31 機
浴	山	32 芝	D 様	33 水	中	34 難	攻	35 放	送	惑	36 石	油	製	車	関
37 場	植	居	大	38 名	E 花	39 寿	不	40 落	衛	星	41 遠	洋	品	42 天	気
所	物	見	43 前	人	職	44 司	令	下	45 低	空	46 手	漁	復	47 報	予
48 代	理	店	49 衛	芸	行	50 夜	塔	傘	51 行	飛	工	52 業	措	置	53 倒
54 新	装	開	生	術	列	55 否	定	56 間	方	不	57 善	界	紙	58 法	整
59 黄	金	虫	昆	60 乗	車	拒	文	接	照	明	B 玉	61 菌	糸	束	備

バックナンバーのご案内 ※以下続刊。

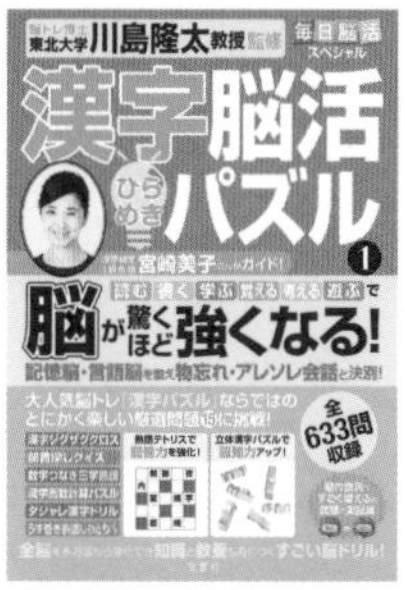

ISBN978-4-86651-553-3
漢字脳活ひらめきパズル❶

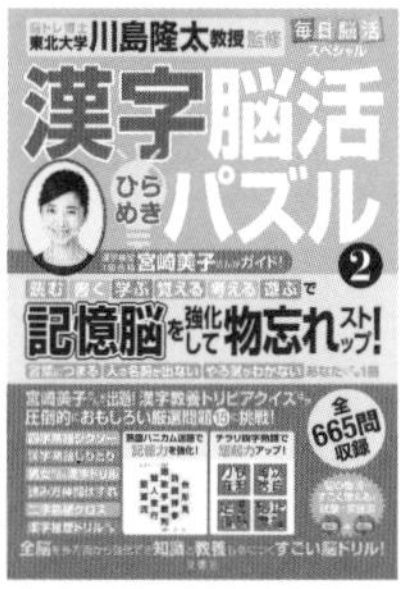

ISBN978-4-86651-576-2
漢字脳活ひらめきパズル❷

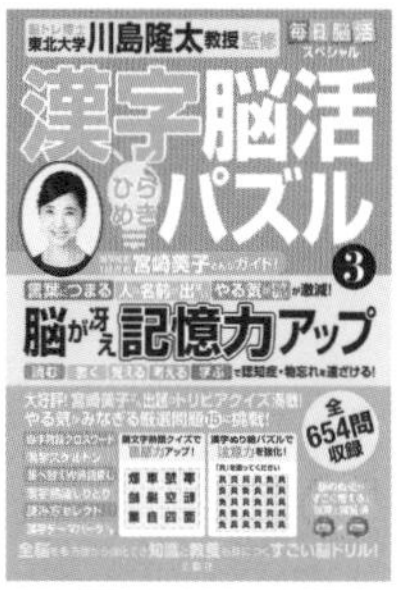

ISBN978-4-86651-587-8
漢字脳活ひらめきパズル❸

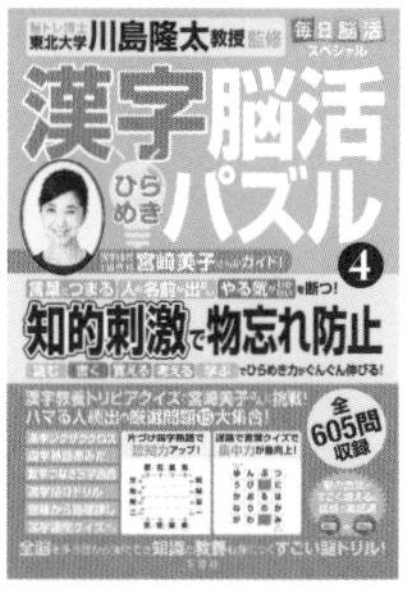

ISBN978-4-86651-591-5
漢字脳活ひらめきパズル❹

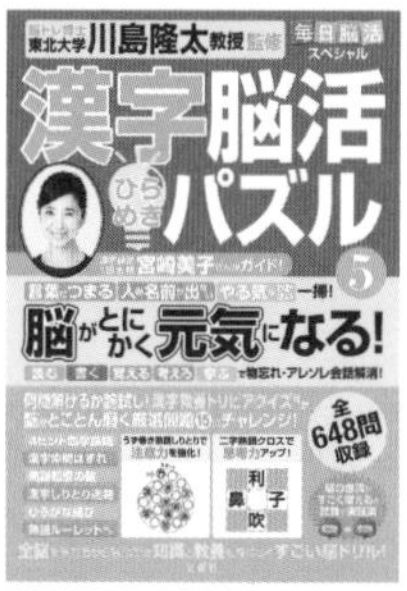

ISBN978-4-86651-601-1
漢字脳活ひらめきパズル❺

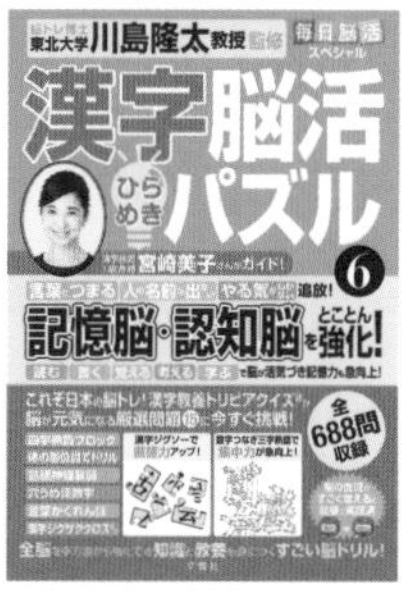

ISBN978-4-86651-614-1
漢字脳活ひらめきパズル❻

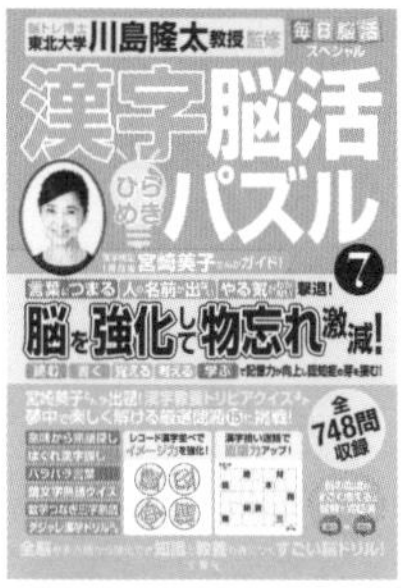

ISBN978-4-86651-620-2
漢字脳活ひらめきパズル❼

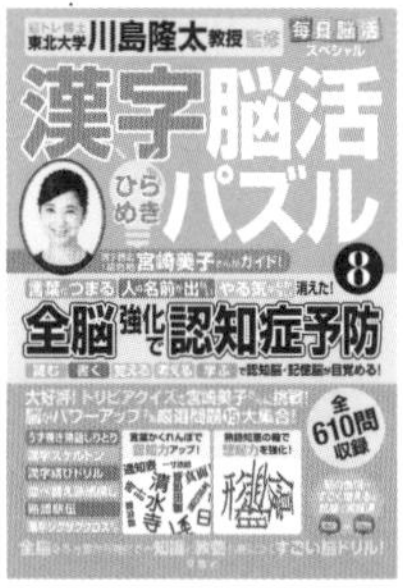

ISBN978-4-86651-624-0
漢字脳活ひらめきパズル❽

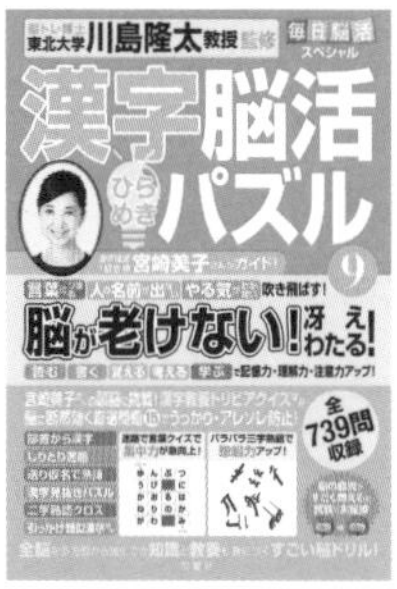

ISBN978-4-86651-633-2
漢字脳活ひらめきパズル❾

●ご注文方法 お近くに書店がない方はお電話でご注文ください。

通話料無料 0120-966-081
9：30～18：00 日・祝・年末年始は除く

漢字脳活パズル１～９巻
定価各1,375円（本体1,250円+税10%）

●お支払い方法：後払い（コンビニ・郵便局）

- 振込用紙を同封しますので、コンビニエンスストア・郵便局でお支払いください。
- 送料を別途450円（税込）ご負担いただきます。（送料は変更になる場合がございます）

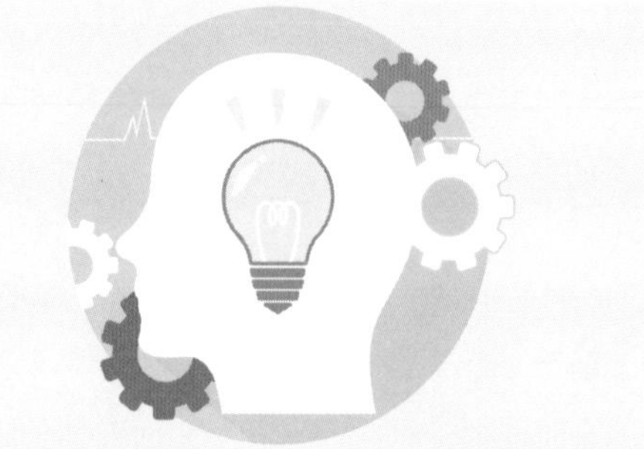

毎日脳活スペシャル
漢字脳活 ひらめきパズル⑩

2023年７月11日　第１刷発行

編集人　小西伸幸
企画統括　石井弘行　飯塚晃敏
編　集　株式会社わかさ出版／谷村明彦
装　丁　カラーズ
本文デザイン　石田昌子
パズル作成　瓜谷眞理
写　真　石原麻里絵（fort）
イラスト　前田達彦　Adobe Stock
発行人　山本周嗣
発行所　株式会社　文響社
〒105-0001
東京都港区虎ノ門２丁目２−５　共同通信会館９階
ホームページ　https://bunkyosha.com
お問い合わせ　info@bunkyosha.com
印　刷　株式会社　光邦
製　本　古宮製本株式会社

ISBN 978-4-86651-652-3

本書のドリル問題は、一部を除き『脳活道場』（わかさ出版刊）に掲載されたものを一部改変の上、収録しています。

この本に関するご意見・ご感想をお寄せいただく場合は、
郵送またはメール（info@bunkyosha.com）にてお送りください。